Clinical Guide to
the Trauma-Focused Treatment
for Complex PTSD

複雑性PTSDの
臨床実践ガイド

トラウマ焦点化治療の活用と工夫

飛鳥井 望 =編

edited by
Nozomu Asukai

日本評論社

はじめに

　国際疾病分類第11版（ICD-11）により複雑性心的外傷後ストレス症（Complex Post-Traumatic Stress Disorder：複雑性PTSD）が公式診断として登場することとなり，わが国でもその概念についてはすでにいろいろな機会で紹介されている。また複雑性PTSDをめぐっては，いくつか新規の治療法の可能性についても議論が始まっている。しかしながら，ICD-11の定義にしたがって複雑性PTSDと診断された患者を対象とした治療効果の検証はこれからである。厳密な検証のためには，まず複雑性PTSDのための構造化診断面接法が標準化され，それによって診断されたさまざまな集団を対象として特定の治療法のランダム化対照試験（RCT）の結果が報告され，さらに定められた研究水準を満たしたRCTにより蓄積された結果のメタ解析が行われたうえで，エビデンスに基づいた治療ガイドラインが作成されることになる。そこにいたるまでには，少なくともこれから先10年程度の年月が必要になるかもしれない。ただし，これまでPTSD治療研究の成果の大半を産み出してきた研究大国である米国の診断体系DSM-5が複雑性PTSDを公式診断として採用していないことを考えると，複雑性PTSDの治療研究が今後どの程度迅速な進展を見せるか，予想しづらい面がある。いずれ将来は，エビデンスに基づいた複雑性PTSDの治療ガイドラインが欧州等から発信されることを期待したい。

　本書の目的は，それまでの間，わが国の臨床家の指針となりうるような複雑性PTSDの臨床実践ガイドの提供である。副題を「トラウマ焦点化治療の活用と工夫」としたのは，複雑性PTSDもPTSDと同様にトラウマ記憶の処理が回復の重要な要素となることからすれば，まずはトラウマ記憶処理を治療の

1

中核とするトラウマ焦点化治療を土台として考えるのが理にかなっていると思われるからである。

　現在 PTSD に対して最も有効とされ，海外の治療ガイドラインにおいて「強い推奨」レベルにあるのは，大人では持続エクスポージャー療法（Prolonged Exposure Therapy：PE），認知処理療法（Cognitive Processing Therapy：CPT），眼球運動による脱感作と再処理法（Eye Movement Desensitization and Reprocessing：EMDR），子どもではトラウマフォーカスト認知行動療法（Trauma-Focused Cognitive Behavioral Therapy：TF-CBT）といった，各種の認知行動療法と EMDR を合わせたトラウマ焦点化治療である。そこで本書では，これらにナラティヴ・エクスポージャー・セラピー（Narrative Exposure Therapy：NET）を加えたトラウマ焦点化治療の各技法に関して，わが国における優れた臨床実践者であり指導的立場にもあるエキスパートの方々に，複雑性 PTSD に活用する際の工夫と留意点についての執筆をお願いした。各執筆者は技法に精通しているというだけでなく，トラウマ臨床のエキスパートとして複雑性トラウマにかかわってきた経験と，臨床実践で培われたセンスと智恵をお持ちの方々である。

　さて本書は，複雑性 PTSD の治療論に関するタイムラインとしてもお読みいただけるものである。タイムラインの一端は，複雑性 PTSD 概念の提唱者であるジュディス・L・ハーマン（Judith L. Herman）教授による序章の論文である。本論文掲載の経緯について若干説明する。

　1997 年 10 月 6 日・7 日の 2 日間にわたり，財団法人東京都精神医学総合研究所（当時）の主催による「第 12 回精神研国際シンポジウム：Research and Treatment of Posttraumatic Stress Disorder」が開催され，筆者がプログラム委員長を務めさせていただいた。そのとき招聘した 8 名の海外演者のうちのお一人がハーマン教授であった。同シンポジウムのプロシーディングスは精神医学専門誌 *Psychiatry and Clinical Neurosciences*, vol. 52, Supplement. Oct. 1998" の号として開催翌年に英文で刊行された。同誌上で発表されたハーマン教授の講演論文 "Recovery from Psychological Trauma" を今回初めて邦訳し，本書序章として掲載することについて，ハーマン教授から快諾のお返事をいただき，出版社の許可も得ることができた。ハーマン教授が 1992 年の著作で複

雑性 PTSD を初めて提唱してから，まだ数年しか経っていない時期に発表された治療についての論考であり，まさに複雑性 PTSD の治療論の原点ともなる内容で，本書序章として，これ以上ふさわしいものはないと思われる。

　続く編者（飛鳥井）による第 1 章では，まず ICD-11 の複雑性 PTSD の診断概念について解説したうえで，病態理解と治療論および治療の進め方について論述した。2018 年に ICD-11 の複雑性 PTSD 診断基準が公表された以降に海外の成書で論述されている治療論の内容も適宜紹介しながら，編者としての考察を加えたものである。

　第 2 〜 8 章の分担執筆者は，すでに述べたように，いずれもわが国におけるトラウマ臨床と PTSD のトラウマ焦点化治療のエキスパートの方々である。技法としては PE（第 2，3，8 章），TF-CBT（第 3，4 章），CPT（第 5 章），NET（第 6 章），EMDR（第 7 章）であるが，それぞれの章には複雑性 PTSD の治療を進める際のポイントとして役立つさまざまな実践的内容が盛り込まれている。この 20 年間，PTSD 治療論はトラウマ焦点化治療を主軸として発展してきたが，その中で複雑性トラウマを抱えた患者へのアプローチの苦心と経験も積み重ねられてきた。お読みいただければわかるように，各執筆者が複雑性トラウマを扱う際の臨床的英知の土台となっているのは，マニュアル化された技法への信頼と，信頼を裏づけるトラウマ焦点化治療の各技法の確固たる有効性のエビデンスである。なお，いずれの技法もわが国でトレーニングとスーパービジョンを受けることが現在は可能である。

　終章では，タイムラインのもう一端に位置する 2020 年と 2021 年に報告されたオランダのグループによる複雑性 PTSD 治療研究の結果をまず紹介する。そこから得られた最新のエビデンスは，複雑性 PTSD にトラウマ焦点化治療をいかに活用するかという本書のねらいが間違ってはいないことを示唆し，後押ししてくれているようである。終章の後半では，複雑性 PTSD の治療において各技法に共通する工夫と留意点を要約し，改めて臨床実践ガイドとしてお示しした。

　タイムラインはこれから先も伸びていくものであり，その途上では複雑性 PTSD をめぐるさまざまな治療論や新規の治療法が今後も登場するかもしれない。しかしながら，将来的に複雑性 PTSD の治療推奨が確立される時を迎え

たとしても，本書に記された臨床実践ガイドの内容は決して色褪せることはないと確信できるものである。

　最後に，本書の企画趣旨を理解され，編者の願いに快く応じて臨床のセンスと智恵の詰まった貴重な論考を寄せていただいた各執筆者の方々，ならびに講演論文の翻訳掲載をお許しいただいたハーマン教授には深く感謝している。また，本書の企画から発刊まで，編者の背中を押し続けていただいた日本評論社第三編集部の植松由記氏にこの場を借りて御礼申し上げる。

　本書が複雑性 PTSD の治療に取り組まれているわが国のメンタルヘルス専門職の皆様にとって，これから長きにわたってお役に立てるガイドブックとなることを心から願っている。

　2021 年 9 月

編者　　飛鳥井　望

目　次

第1部　複雑性 PTSD の治療論

第2部　精神科臨床の立場から

第**3**部　心理臨床の立場から

第4部　要　約

第 1 部

複雑性 PTSD の治療論

トラウマからの回復

Judith L. Herman
ジュディス・L・ハーマン

回復の礎となるもの

　トラウマの中核にあるのは，無力化と他者との断絶の経験である（Herman, 1992）。したがって回復の礎となるのは，サバイバーのエンパワメントと他者との新たな関係の構築である。回復は人とのつながりの中ではじめて可能となり，孤立した状態では起こりえない。他者との関係が再構築されると，サバイバーはトラウマ体験で破壊されたり歪められたりした心的能力を再び身につける。それは信頼，自律，自己決定，対処力，アイデンティティ，親密さといった能力である（Erikson, 1963）。こういった能力はそもそも他者との関係で育まれたように，他者との間で再度形成される必要がある。

　トラウマは被害者を無力化し，人生の成り行きを制御できなくさせる。したがって治療の原則は，エンパワメントと自己制御を取り戻すことにある（Kardiner & Spiegel, 1947）。サバイバーが自らの回復の創出者（author）であり決定者（arbiter）であらねばならない。他者はアドバイス，サポート，手助け，慈しみやケアを提供することはできるが，治すことはできないのである。サバ

イバーを助けようとする良心的で善意に満ちた試みの多くがつまずくのは，エンパワメントの基本原則に欠けるからである。サバイバーにとって当面の最善の利益になるとどれほど思えても，力を奪うような介入では回復を実現できるはずがない。医学的治療モデルに基づく治療の訓練を受けたケア提供者の中には，この基本原則を理解できず，実践しない者がよくいる。

　トラウマサバイバーとの治療同盟は当然のように成り立つものではなく，粘り強い構築が必要となる（Chu, 1988）。心理療法は，患者と治療者の双方が，強要より説得，力での押しつけよりさまざまな考え方，権威的コントロールより相互協力といったことの価値と効率性に対して暗黙の信頼を置くことで成り立っている。これらはまさにトラウマ体験で打ち砕かれた信念なのである（Lister, 1982）。トラウマは，患者が信頼関係を結ぶ能力を損なうと同時に，治療者にも間接的ではあるがかなりの影響を及ぼす。結果として，治療者と患者の双方にとって治療同盟の構築には困難が見込まれる。こういった治療同盟構築の難しさは，治療開始時点で理解し予測しておくべきことである。

治療者の代理受傷について

　トラウマは伝染する。治療者も災害や惨事の目撃者役となる中で，時には感情的に圧倒されてしまう。治療者は，程度はより弱くとも，患者が感じていた恐怖，怒り，そして絶望を経験する。これが「代理受傷」として知られる現象である（McCann & Pearlman, 1990）。治療者にも侵入的思考，感情麻痺，過覚醒の諸症状が出始めることがある。患者のトラウマストーリーを聴いているうちに，治療者自身の過去のトラウマに対する強い感情がよみがえってしまいがちである。

　治療者も患者と同じように，圧倒されるような感情に対して，引きこもりや直情的で押しつけがましい行動で自己防衛を図ることがある。最もよく見られる行動は，患者を救済しようとしたり，境界を侵犯したり，患者をコントロールしようとすることである。また治療者の萎縮した対応で最もよく見られるのは，患者の現実解離や感情麻痺を疑い否定し，トラウマ内容を矮小化して避け，専門職的に距離をとったり，患者を露骨に見放したりすることである（Danieli,

1984）。治療者も時としてバランスを失うことがあり，無謬な存在ではない。治療者を保全するのは万能さではなく，他者を信頼する力である。トラウマ歴をもつ患者の治療者は，並行したサポートシステムを必要とする。サバイバーが一人では回復できないのと同様に，治療者も一人ではトラウマを扱うことはできないのである。

　理想を言えば，サポートシステムは，安全で構造化された定期的な集まりの中で臨床業務を見直すことが望ましく，スーパーバイザーがかかわるかピアサポートグループか，できれば両方がよい。このような場は，トラウマ歴をもつ患者の治療に関する技術的，知性的な問題を扱うだけでなく，治療者の自由な感情表出が許される場でなければならない。専門家によるサポートに加えて，治療者は仕事とプライベートな生活とのバランスに配慮し，自分自身のニーズも尊重し気を配らなければならない。ケアを必要とする患者に日々対応する現実の中では，治療者としてかかわりすぎる危険が常に存在している。専門家によるサポートの役割は，単に治療上の課題に焦点を当てるだけでなく，治療者自身の現実的な限界に注意を喚起し，他人に対してと同じく自分自身にもよいケアをするよう治療者に勧めることである。

　サバイバーにかかわる治療者は自分自身の葛藤も同時に背負うことから，周囲の支えや自分が培ってきた対処能力を動員することになる。治療者の救いとなるのは，昇華と愛他精神，そしてユーモアである。ある災害救援者の言葉を借りれば，「正直言って，俺と仲間にとって，おかしくならずにいられた唯一の方法は，冗談を言い合い笑い続けたことさ。それもどぎつい冗談ほど効き目があったもんだ」（Jones, 1985）ということであった。治療にかかわることの見返りは，人生が豊かになる感覚である。治療者たちが語っているところによれば，生きていることの有難みが増し，命の重みを考え，自分自身と他者をよりよく理解できるようになり，新たな友情を育み，より親密な関係を築き，日々接する患者の勇気，決意と希望に刺激されたことである（Coas-Diaz & Padilla, 1990）。

診断的評価を徹底する

　トラウマ症候群は複雑な障害なので，単純な治療では対処できない。トラウマは人のあらゆる機能を侵すため，包括的な治療が必要となる。回復の各段階において，この障害に特徴的な生物・心理・社会的要素を治療的に扱わなければならない。たとえば，よくデザインされた生物学的治療も，患者のトラウマ体験の社会的側面が扱われなければ効果的でないことがある。反対に，すぐれたソーシャルサポートが提供されても，患者の心理的・身体生理的障害が治療されなければ，無効になることもある。トラウマ症候群には単独で効果的な妙薬は存在しないのである。

　治療者がまず行うべきは，徹底した診断的評価で，その際にはトラウマによる障害が見かけ上さまざまな変装をしていることに十分注意しなければならない。最近生じた急性トラウマに悩む患者の診断は通常はっきりしている。そういった状況では，患者とその家族や友人にとって，トラウマ反応に関する理解しやすい詳しい情報がとても有益となることがよくある。症状に関して患者にあらかじめ心の準備ができていれば，それが出現したときにさほど恐れずにすむであろう。トラウマ体験後に起きる人間関係の断絶について心の準備ができていれば，本人も身近な者もはるかに冷静に受け止めることができるであろう。さらに言えば，患者が適応的対処方略について助言を得ており，犯しやすいミスについて注意喚起されていれば，患者の自己効力感は強化されるであろう。最近の急性トラウマのサバイバーの治療にあたることは，治療者にとっては予防教育の絶好の機会となる。

　長期反復性トラウマの患者では，診断はさほど簡単ではない。複雑性PTSDでは，見かけの症状は変装されたものであることが多い（van der Kolt et al, 1996）。患者は最初のうち，身体症状，慢性不眠・不安，長引く抑うつや対人関係問題しか訴えないことがある。患者が今も誰かの暴力に怯えているのか，もしくは過去にそうだったかを見究めるための率直な質問をする必要があることは多い。従来このような問診はまれであり，あまりなされなかったが，すべての診断決定過程における必須事項とすべきであろう。

患者がトラウマ症候群を呈していることをもし治療者が確証したならば，患者にそう告げるべきである。知識は力なり。トラウマ歴をもつ患者が自分の病態の真の名前を知るだけで安堵できることがよくある。診断を確認することで克服の第一歩が踏み出される。表現できないトラウマの中に閉ざされることはもはやなくなり，患者は自分の体験を表す言葉があることを発見する。そして，同じような苦しみに見舞われたのが自分一人でないことに気づく。自分自身がおかしくなったのではなく，トラウマ症候群が，異常な事態に対するよくある通常の反応であることを見出す。最後に，この状態が永遠に続くものではなく，他の者が回復したように自分も回復が期待できることに気づくのである。

回復の３段階とは

　回復は３つの段階で展開される。第一段階の中心課題は安全の確立である。第二段階の中心課題は想起と服喪である。第三段階の中心課題は通常の生活とのつながりを取り戻すことである。治療は患者の回復過程に沿ったものでなければならない。ある段階で有効な治療が，同じ患者であっても，ほかの段階では効果が乏しく，むしろ有害になる場合もある。

　回復過程の最初の課題はサバイバーの安全を確保することである。この課題は最も優先されるべき事柄であり，十分な安全が保障されてからでないとほかの治療作業もすべて効果があがらない。必要な安全がある程度確保されるまでは，いかなる治療も開始されるべきではない。急性トラウマ患者ではこの段階に数日から数週間かかるが，慢性的な虐待を受けた患者では数ヵ月から数年かかることもある。この回復の第一段階の作業は，トラウマの程度と期間や，発達早期に始まった虐待かどうかで複雑さが増す。

　安全の確立は，まず身体のコントロールに集中することから始め，徐々に環境のコントロールへと移行する。サバイバーは自己の身体に安全感がもてないことがよくある。サバイバーは，感情と思考がコントロール不能であると感じている。身体的保全にかかわる課題は，睡眠，食事，運動，トラウマ後症状のマネジメントなど基本的な健康ニーズへの注意と，物質乱用を断つことである。

　環境面の課題は，安全な生活環境の樹立，経済的安定，移動の自由，日常生

活のあらゆる場面を想定した自己防衛のプランである。安全な環境を確立するためには，患者の経済的・社会的環境への対策に配慮しなければならない。患者は，自己の社会条件下での危険と脆さを自覚するとともに，頼りにできる実際的サポートと情緒的サポートも知っておく必要がある。多くの患者が回復を阻まれているのは，危険を伴うか抑圧的な人間関係に巻き込まれているためである。自立と心の平安を得るためには，サバイバーは痛みを伴う難しい選択を迫られることもあろう。被殴打女性は，家庭と友人や生活の糧を失うかもしれない。児童虐待のサバイバーは，家族を失うかもしれない。政治的亡命者は，家庭と祖国を失うかもしれない。回復を阻害する社会的要因は気づかれにくいが，回復を進めるためにはきちんと見定め，適切に対処する必要がある。

長期反復性トラウマのサバイバーは，本人が自身に危険を及ぼす可能性が高いため，回復の第一段階は長引き困難なものとなることがある。危険の源になるのは，積極的な自傷行為，自分を守ることに消極的な自己防衛の欠如，虐待者への病的な依存などである。セルフケアがひどく損なわれているのは，ほとんどいつものことである。自己破壊行動は，慢性的自殺願望，自傷，摂食障害，物質乱用，衝動的な危険行動，搾取的ないし危険な人間関係に繰り返しはまることなど，さまざまな形をとる。自己破壊行動の多くは，もともとの虐待の象徴的もしくは文字通りの再演と見ることができる。これらの行動は，自分自身をなだめることができるより適応的な方策がないときに，耐えがたい感情状態を制御する役割を果たしている。セルフケアと自分自身をなだめる患者の能力は，長期間の個人もしくはグループ治療において忍耐強く再構築されなければならない。生物，行動，認知，対人および社会的治療法のすべてが，患者によっては効果をあげている。個々の患者に対しては，対処方策の個人的レパートリーを作りあげることを促さなければならない。

安全と安定した治療同盟が確立された時点で，治療は第二段階となる。サバイバーがトラウマストーリーを深く詳細に語る準備が今や整ったのである。この再構成作業が実際にはトラウマ記憶を変容し，それをサバイバーのライフストーリーの一部として統合可能にするのである（Mollica, 1988）。基本原則としてのエンパワメントは，回復の第二段階でも続けられる。過去のおぞましい記憶と向き合うかどうかの選択は，サバイバーに委ねられる。治療者の役割は証

人となり同盟者となることであり，治療者の存在を前にして，サバイバーは語ることのできなかったことを語れるようになるのである。凍りついたイメージと感覚の断片的内容から，患者と治療者は，時間軸と歴史的文脈に沿って，まとまりのある詳細な語りをゆっくりと再構築する。ナラティヴには出来事自体だけでなく，出来事に対するサバイバーの感情的反応や，自己の人生における重要な他者の反応も含まれる。

　サバイバーが記憶を呼び覚ますときには，安全を維持する必要性と過去に向き合う必要性のバランスを常にとらなければならない。患者と治療者は，萎縮と侵入という双子の危険の間の安全な道をうまく通り抜けることをともに学ばなければならない。トラウマ記憶を回避すると回復過程は停滞するが，あまり無防備に近づくと不毛で有害なトラウマの再活性化につながるからである。ペースとタイミングには慎重な配慮が必要で，患者と治療者が一緒に頻繁に見直すことが求められる。患者の侵入症状を注意深くモニターすることで，記憶の蓋を開ける作業に耐えられるようにする。

　真実と向き合うことがあまりに難しいため，サバイバーがトラウマストーリーの再構成をためらうことがよくある。現実を否認するのは頭がおかしいと思えるが，その現実を完全に受け入れることは誰にも耐えられないようにも思えてしまう。患者と治療者はともに，ストーリーの根幹にかかわる事実であっても，ある程度のあいまいさを受け入れることが必要となる。再構成の過程では，失われていた部分が取り戻されることで，ストーリーが変化することもありうる。特に患者の記憶が大きく失われている場合はなおさらである。つまり，患者と治療者は事実を完全に把握していないことを受け入れ，あいまいさと共存しながら探求を耐えられるペースで続けることが必要である［注］。トラウマストーリーの完全な理解のためには，サバイバーは罪と責任の道徳上の問題を検討し，信念体系を再構築して，不当な苦しみに見舞われたことの意味を見出さなければならない。したがって，治療者の道徳的な立ち位置は非常に重要となる。治療者は単に「中立的」もしくは「非裁定的 non-judgmental」というだ

［訳者注］この取り戻された記憶の真偽をめぐり，米国では司法の場で争われるなど一時期社会問題ともなった。

けでは十分とはいえない。患者が治療者に迫るのは，計り知れない哲学的煩悶の中でともにもがくことである。治療者の役割は，どのみち不可能なありきたりの答えを提供することではなく，サバイバーとの道徳的連帯感を表明することである（Agger & Jensen, 1990）。

　トラウマストーリーを語ることが，サバイバーを深い悲しみへと突き落とすことになるのは避けられない。悼みに深く沈み込むことは，回復過程に必要なものの，恐れられている部分である。患者がよく危惧するのは，この課題を乗り越えることができず，いったん悲嘆に暮れ始めたら止まらなくなることである。長期にわたる児童虐待のサバイバーにとって，悲嘆の作業は喪ったものを悼むことだけでなく，喪う以前に得ることすらなかったものを悼むことでもある。奪われた子ども時代は穴埋めのしようがない。親を良き人だと信じる基本的信頼を築けなかったことを悼む気持ちになることが必ずある。また，自分自身の運命に対して責任がなかったことを認識するにつれ，子どものときには感じえなかった実存的絶望と向き合うことになる（Shengold, 1989）。

　サバイバー自身が他者を傷つけ見捨てたことがある場合，悲嘆に暮れることには別の意味が加わる。残虐行為に手を染めた退役軍人は，もはや文明社会の一員には戻れないと感じることがある。脅迫されて仲間を裏切った政治犯，もしくは子どもを守れなかった被殴打女性は，加害者よりひどい罪を自分は犯したと思い込んでいることがある。こういった人間関係の侵害行為は極限の状況下でしたことだとの理解にいたる場合もあるが，そのような理解だけでは，深刻な罪悪感と羞恥心は十分には解決されない。サバイバーは自分自身の道徳観喪失を嘆くとともに，取り返しがつかないことに対して自分なりに償う方法を見つける必要がある。この償いは，加害者が犯したことを何ら免責するものではない。むしろ，現在のサバイバーには道徳的選択肢があることを再確認することにつながる（Lifton, 1973）。

　絶望と向き合うことで，一過性ではあるが自殺のリスクが高まる。回復の第一段階での衝動的な自己破壊行動と比較すると，回復の第二段階で患者の自殺念慮が生じるのは，そのような恐るべきことが起きうる世界を拒絶する，平静で淡々とした理性的にすら見える判断からである。患者は自殺する権利について不毛な哲学的議論をすることがある。この知的防衛を突破し，患者の絶望感

を駆り立てている感情やファンタジーにかかわらなければならない。よくあるのは，愛する能力が破壊されたからには，すでに死んだも同然とのファンタジーを患者が抱くことである。この絶望の淵に追い込まれた患者をかろうじてつなぎとめるのは，どんなにささやかでも愛のある結びつきを築けるという証である。

　回復の第二段階は，先が見えず恐ろしく長く感じられる。トラウマを再構成するには凍りついた過去の体験に浸ることが求められ，悼みに深く沈み込むことは際限なく涙に暮れるように感じられる。患者はよく，この苦痛はいつまで続くのかと尋ねる。この質問には決まった答えはないが，唯一確かなことは，この過程を避けたり，早く切り上げたりすることはできないということである。患者が望んでいるより長くかかるのはほぼ確実だが，永遠に続くことはない。何度も繰り返しているうちに，トラウマストーリーを語ることは，もはやさほど強い感情を呼び覚まさなくなる時が来る。サバイバーの体験の一部となったのであり，ただの一部分にすぎなくなったのである。それはほかの記憶と変わることのない記憶の一つであり，ほかの記憶と同じように薄れていく。悲嘆もまた色褪せていく。自分の人生において，おそらくトラウマはただの一部分で，最も重要な部分ではないことにサバイバーは気づくのである。

　トラウマの再構成は完成することがない。ライフサイクルのそれぞれ新たな段階での新たな葛藤と課題がトラウマを再び呼び覚ますことは避けられず，トラウマ体験に関する新たな面を明るみに出す。患者が自分の歴史を自分のものとして取り戻し，生きることに新たな希望とエネルギーが湧いてきたとき，第二段階の主な作業は完了したといえる。時間がまた動き始める。第二段階が完了したとき，トラウマは過去のものとなる。

　この時点で，サバイバーは，現在の生活を立て直し，将来の希望を追求する作業に向き合う。トラウマにより破壊されたかつての自分を悼んだあとには，新たな自分を創り上げなければならない。これまで試された人間関係はトラウマにより永遠に変節されてきた。今や新たな人間関係を築かなければならない。人生に意味をもたらしていた古い信念は不当なものとなった。今や生きる支えになる新たな信念を見つけなければならない。これが回復の第三段階の仕事である。

この段階でも，回復の第一段階の課題に立ち戻ることはよくある。サバイバーは，もう一度，体調と生活環境を整え，生活に必要なものをそろえ，人との関係を創り上げるのに気を配るのである。ただし，第一段階での目標は，単に基本的安全を確実に守れることであったのに対し，第三段階では，サバイバーはもっと積極的に社会とかかわる準備ができており，なすべき課題を固めることができる。サバイバーは，トラウマ以前からの願望のいくつかを取り戻すこともできるし，おそらくは自分自身の願望をはじめて見出すこともできる。

サバイバーが回復の第三段階に達した頃には，適切な信頼関係を築く力もある程度は培われている。信頼する環境が整っていれば信頼できるようになっており，逆に信頼すべきでないときは信頼しない。そして，この２つの状況の見分け方がわかるようになっている。また，人とつながりながらも自立している力も獲得している。他人の意見を尊重しながら，自分自身の意見をもち，境界線を保つことができている。サバイバーは，自分の人生の主導権をもっととるようになり，新たなアイデンティティを創る過程の途上にある。他者との関係においては，より深い関係を築くリスクをとる用意ができている。仲間とは，演技や見せかけ，ないしは自分を偽ることなしに，互いの友情を求めることが今ではできている（Fraser, 1987）。恋人や家族とも今ではより親密になれる用意ができている。

この時点では，サバイバーはパートナーとの関係にもっと十分にエネルギーを注ぐ用意ができていることもある。親密な相手がいない場合も，そういった関係を恐れたり，必死に求めたりすることなく，関係可能性を考え始めることもある。回復過程においてパートナーがいる場合は，自分がトラウマに囚われていたせいでパートナーも苦しんだことにもっと気づくようになることはよくある。サバイバーはこの時点で，もっと自由に感謝の念を表せるようになり，必要なときは埋め合わせもできる。またサバイバーは，子どもとの新たなかかわり方についても，よりオープンになれることがある。サバイバーが親の場合は，トラウマが自分の子どもに間接的な影響をもたらしたことに気づいて，状況を正そうと行動することがある。子どもがいない場合は，若い人たちへの新たな幅広い関心が芽生えることもある。

サバイバーが社会的使命を感じるとき

　ほとんどのサバイバーは，自分自身の生活の範疇でトラウマの経験と折り合いをつける。しかしごく少数ながら，トラウマを経験した結果，より広く社会とかかわることを使命と感じる者もいる。こういったサバイバーは，自らの不幸な経験の政治的ないし宗教的次元を認識し，それを社会活動の礎とすることで，個人的悲劇の意味を変えられることを発見する。非道な行いを埋め合わせてくれる方法はないのだが，その体験を他者への贈り物にすることで超越することはできる。トラウマが贖われるのは，サバイバーの使命の原動力になったときだけである（Lifton, 1980）。

　社会活動では，サバイバーの資質であるイニシアティブ，エネルギーや才覚が発揮されるが，行動することでこれらの能力が何倍にも拡大される。社会活動は，協力と共通の目的に基づいた他者との絆につながる。負担のかかる組織的な社会活動への参加は，忍耐，先を見通す力，愛他精神，ユーモアといったサバイバーの最も成熟した適応的な対処方策が求められる。それによって長所が引き出されたサバイバーは，お返しとしてほかの人たちの一番の長所とつながる感覚を得る。この相互の絆の感覚の中で，サバイバーは自分特有の時間と場所の境界を越えることができる（Sharansky, 1988）。

　社会活動の形態は数多く，特定の個人に実際に関与することから抽象的な知的追求までさまざまである。サバイバーは，同じような被害を受けた者を援助することにエネルギーを向けることもあるし，将来ほかの人たちが自分と同じ被害にあわないために教育的，法的，政治的な仕事をすることもある。これらすべての仕事に共通するのは，公衆の意識を高めるための献身である。おぞましい出来事は頭から追い払うのが人間の自然な反応であることをサバイバーはわかっている。また，過去を忘れる者は往々にして同じことを繰り返してしまうこともサバイバーはわかっている。公の場での真実の告白がすべての社会活動の共通項となっているのはそのためである（Rhodes, 1990）。

　サバイバーの使命が，正義の追求という形をとることもある。回復の第三段階でサバイバーは，トラウマをなかったことにはできないし，賠償や復讐の個

人的願望は叶えられないことに気づく。しかしながら，加害者の責任を問うことは，自分自身のウェルビーイングだけでなく，広く社会の健全さにも重要であることに気づくのである。

　公の場で行動を起こすサバイバーは，すべての戦いに勝てるとは限らないという事実もまた受け入れる必要がある。サバイバーの個人的戦いは，力の支配に対して，法的ルールと非暴力の原則で立ち向かう，より規模の大きい継続的な戦いの一部となる。単に公の場で真実を告白することもいとわないということが，加害者を最も恐れさせるのがわかれば，サバイバーは平安でいられるに違いない。回復の礎となるのは，悪は打ち負かされたという幻想ではなく，悪がまかり通ることがなかったという認識と，修復的な愛を世の中にまだ見出せるかもしれないという希望なのである。

（翻訳：飛鳥井　望）

〔文　献〕

Agger I, Jensen SB（1990）Testimony as ritual and evidence in psychotherapy for political refugees. *J Traumatic Stress* 3: 115-130.

Chu J（1988）Ten traps for therapists in the treatment of trauma survivors. *Dissociation* 1: 24-32.

Coas-Diaz L, Padilla AM（1990）Countertransference in working with victims of political repression. *Am J Orthopsychiatry* 61: 125-134.

Danieli Y（1984）Psychotherapist's participation in the conspiracy of silence about the Holocaust. *Psychoanalytic Psychol* 1: 23-42.

Erikson E（1963）*Childhood and Society.* Norton.（仁科弥生訳（1977，1980）『幼児期と社会』1，2巻，みすず書房）

Fraser S（1987）*My Father's House: A Memoir of Incest and Healing.* Harper & Row.

Herman JL（1992）*Trauma and Recovery.* Basic Books.（中井久夫訳（1999）『心的外傷と回復』増補版，みすず書房）

Jones DR（1985）Secondary disaster victims: The emotional effects of recovering and identifying human remains. *Am J Psychiatry* 142: 303-307.

Kardiner A, Spiegel A（1947）*War Stress and Neurotic Illness.* Hoeber.（中井久夫・加藤寛共訳（2004）『戦争ストレスと神経症』みすず書房）

Lifton RJ（1973）*Home From the War: Vietnam Veterans: Neither Victims nor Executioners.* Simon & Schuster.

Lifton RJ（1980）The concept of the survivor. In: Dimsdale JE（ed）*Survivors, Victims, and Perpetrators: Essays on the Nazi Holocaust.* Hemisphere, pp113-126.

Lister ED（1982）Forced silence: A neglected dimension of trauma. *Am J Psychiatry* 139: 872-876.

McCann L, Pearlman LA（1990）Vicarious traumatization: A framework for understanding the psychological effects of working with victims. *J Traumatic Stress* 3: 131-150.

Mollica R（1988）The trauma story: The psychiatric care of refugee survivors of violence and torture. In: Ochberg F（ed）*Post-Traumatic Therapy and Victims of Violence.* Brunner/Mazel, pp295-314.

Rhodes R（1990）*A Hole in the World: An American Boyhood.* Simon & Schuster.

Sharansky N（1988）*Fear No Evil.*（Hoffman S, trans.）Random House.

Shengold L（1989）*Soul Murder: The Effects of Childhood Abuse and Deprivation.* Yale University Press.（寺沢みづほ訳（2003）『魂の殺害：虐待された子どもの心理学』青土社）

van der Kolt BA, Pelcovitz D, Roth S et al（1996）Dissociation, somatization, and affect dysregulation: The complexity of adaptation to trauma. *Am J Psychiatry* 153（Suppl 7）: 83-93.

＊本章は，Judith L. Herman（1998）Recovery from psychological trauma. *Psychiatry and Clinical Neurosciences* 52（Suppl 1）: S145-150. を原著者および出版社の許可を得て翻訳掲載したものである（文中の小見出しは訳者による）。

第1章

複雑性 PTSD の診断概念と治療論をめぐる考察

Nozomu Asukai
飛鳥井　望

複雑性 PTSD（CPTSD）の診断概念

　本書序章の執筆者でもある Herman が 1992 年に「長期反復性外傷後の症候群にはそのための名が必要である。私の提案は『複雑性外傷後ストレス障害（複雑性 PTSD)』である」と提唱して以来，複雑性心的外傷後ストレス症（Complex Post-Traumatic Stress Disorder：CPTSD）は，身体的・性的虐待，配偶者間暴力（DV），政治的難民など長期反復性トラウマのサバイバーに見られる，PTSD 症状に加えた顕著な感情不安定や深刻な否定的認知と陰性気分，パーソナリティ変化，行動化，対人関係障害などに対する非公式診断として使われてきた。

　Herman が提唱した CPTSD の症状は以下の 6 カテゴリーから構成されていた。

　①感情制御変化（持続的不機嫌，自傷，爆発的憤怒など）

　②意識変化（解離エピソード，再体験症状など）

　③自己感覚変化（孤立無援感，罪業感，汚辱感，孤在感など）

　④加害者への感覚の変化（加害者との関係への没頭など）

⑤他者との関係の変化（引きこもり，反復的救助者探索，持続的不信など）

⑥意味体系の変化（希望喪失と絶望の感覚など）

米国精神医学会による DSM-Ⅳ（精神疾患の分類と手引第 4 版）（1994 年）の作成作業部会は，Herman の提唱した症状カテゴリーに「身体化」を加えた 7 カテゴリーからなる「他に特定不能の極度ストレス障害（Disorders of Extreme Stress Not Otherwise Specified：DESNOS）」という呼称を提唱した。ところがフィールド・トライアルの結果では，DESNOS 診断がついた者のほとんどが PTSD 診断にも該当したため，PTSD とは独立した診断単位とするにはあたらないという結論に達したのである。

その後 CPTSD は，米国精神医学会診断基準では，DSM-Ⅳ から現行の DSM-5（精神疾患の診断・統計マニュアル第 5 版）（2013 年）に至るまで，いまだ検証不十分な概念として公式診断への採用を見送られてきた。一方で，世界保健機関（WHO）による ICD-11（国際疾病分類第 11 版）（2018 年）は，「複雑性心的外傷後ストレス症（CPTSD）」を公式診断としてはじめて採用したのである。

米国精神医学会による現行の DSM-5 は CPTSD を公式診断として採用することはなかったが，その一方で，PTSD 診断基準を旧版の「侵入（再体験）」「回避」「過覚醒」の 3 クラスターから新たに「認知と気分の陰性の変化」を加えた 4 クラスター計 20 症状項目とし，さらに解離症状（非現実感や離人感）を伴うサブタイプを特定するなど，旧版に比べて DESNOS 寄りとなる症状構成としたのである。それとは対照的に，ICD-11 の PTSD は，「再体験」「回避」「脅威の感覚」の 3 クラスター計 6 症状項目（後述）の簡素化された症状構成となった。なお，DSM-5 と ICD-11 における CPTSD の公式診断としての採用可否の経緯については，他書でより詳しく述べた（飛鳥井，2021）。

ICD-11 における CPTSD は，「極度に脅威的ないしは恐怖となる性質の出来事で，最も多くは，逃れることが困難ないしは不可能で，長期間あるいは繰り返された出来事に曝露したあとに生じる障害で，その特徴としては，PTSD の診断項目をすべて満たすとともに感情，自己，対人関係機能に持続的で広汎な障害が見られ，それらには感情制御，自己に関する卑小感，敗北感，無価値感といった信念，対人関係を保ち他者に親密感をもつことの困難が含まれる。症

状により，個人，家族，社会，教育，職業あるいは他の重要な機能の領域において顕著な障害を生じている」（筆者訳）（World Health Organization, 2018）と定義されている。つまり CPTSD は，PTSD の診断を満たしたうえで，さらに「感情制御困難（Affect Dysregulation：AD）」「否定的自己概念（Negative Self-Concept：NSC）」「対人関係障害（Disturbances in Relationships：DR）」が同時存在することが診断要件となる。この３つは，合わせて「自己組織化の障害（Disturbances in Self-Organization：DSO）」と称される（Brewin et al, 2017）。

　わかりやすくするために ICD-11 の CPTSD を症状クラスター別に見ると，以下の６つとなり，各クラスターに含まれる症状が１つ以上あることが診断要件となる（Bisson et al, 2020）。

　　PTSD 基準（ICD-11）
　　① 「再体験」：鮮明な侵入的記憶で，フラッシュバックや悪夢の形による，トラウマ的出来事が今起きているような再体験
　　② 「回避」：出来事に関する思考や記憶の回避，あるいは出来事を想起させるような活動，状況，人物の回避
　　③ 「脅威の感覚」：今も脅威が高まっているような持続的感覚で，過度の警戒心ないしは不意の物音などに対する過剰な驚愕反応
　　DSO 基準（ICD-11）
　　④ 「感情制御困難」：情動反応性亢進，些細なストレッサーによる精神動揺と回復困難，激しい怒りの爆発などの過剰反応性，ないしは感情麻痺，陽性の感情の体験困難，ストレス下での解離傾向などの低活動性
　　⑤ 「否定的自己概念」：自分自身が卑小で，打ち負かされ，無価値だという持続的信念と，それに伴う深く広汎な恥，自責，挫折の感覚
　　⑥ 「対人関係障害」：人間関係を維持することの持続的困難，他者に親近感をもつことの困難，対人関係の忌避，葛藤が生じると関係を断絶すること

　上記のように ICD-11 では，CPTSD は PTSD＋DSO として定義され，PTSD と並列した診断として位置づけられている。したがって，前述のように DSM-5 が PTSD に DESNOS 的症状を一部取り込み，解離症状を伴う場合は

サブタイプとしたのとは異なり，ICD-11 は PTSD 自体の症状項目は簡素化したうえで，DESNOS 的症状はすべて CPTSD として括ったのである。つまり，

「DSM-5 版 PTSD（解離症状サブタイプを含む）=ICD-11 版 PTSD＋CPTSD」

とおおむねのところ考えてよい。したがって，はなはだ悩ましいことではあるが，DSM と ICD という世界の二大精神科診断体系の間で，PTSD/CPTSD 診断に関して今後ともねじれた状況と議論が続くのはやむをえないであろう。

CPTSD の鑑別診断

ICD-11 の診断基準は明白であっても，各症状項目を見て PTSD と CPTSD の診断的線引きをすることは必ずしも容易とは思えない。なぜならば，PTSD 患者の多くに部分的な DSO 症状を認めることが予想され，実際の症例では，どこまでが PTSD でどこから CPTSD とするか判断に迷う場面も出てくるであろう。ましてや DSO 関連の症状については，被虐待歴のある境界性パーソナリティ症（Borderline Personality Disorder：BPD），解離症，自閉スペクトラム症などとの鑑別も加わってきそうである。

ちなみに，CPTSD は BPD との鑑別がことに問題となりそうである。CPTSD と BPD は DSO の症状に共通するところがあるが相違もある。感情制御困難の点では類似していても，自己概念の障害は，BPD はアップダウンする不安定な自己感覚，CPTSD は常に否定的な自己感覚を反映している。対人関係障害は，BPD は易変的対人交流パターン（理想化とこきおろし），CPTSD は対人関係の持続的回避傾向を反映している。そのほかにも BPD では，操作性，衝動性，見捨てられ不安，自殺企図や自傷行為の反復などが特徴として見られる。CPTSD でも自殺企図や自傷行為が出現することはまれではないが，BPD のように病像の中心とまでにはいたらない。当然ながら，CPTSD はトラウマ特異的な PTSD 症状の存在が診断要件となるが，BPD はそうではない。したがって，CPTSD と BPD の鑑別は，BPD に特徴的なこれらの症状および PTSD 症状に関連するトラウマ体験の有無が目安となる（Bisson et al, 2020；Cloitre, Karatzias et al, 2020）。

CPTSD は，子ども期の身体的・性的虐待サバイバー，戦争捕虜，難民など
で多く観察されてきたものであり，発症契機となるトラウマ的出来事の基準と
しては，長期反復性トラウマと関連づけられることが想定されたが，定義上で
は「最も多い」ストレッサーとされる子ども期虐待等の長期反復性トラウマは，
あくまで CPTSD の発症危険因子として位置づけられている。つまり実際には，
長期反復性トラウマのサバイバーの中にも CPTSD ではなく PTSD の症状の
み示す者が一部にいる一方で，単回のレイプや暴力事件の被害者であっても
CPTSD の症状を示す者が一部にいる。これについては，個人の脆弱因子やサ
ポートなどの環境因子の相違が影響している可能性が指摘されている（Brewin
et al, 2017；Bisson et al, 2020）。そうなると DSO につながる脆弱因子とは何か
という問題が出てくる。

CPTSD の病態理解

　複雑性トラウマとは，関係性において裏切られる体験が繰り返し続くことで
あり，養育者や保護する立場にある者からの虐待やネグレクトないしは深刻な
共感不全を，多くは子ども期の発達上の影響を受けやすい時期に体験すること
で，子どもの精神的発達が脅かされ，あるいはいったん成長してからも覆され
ることで，人生を通じて傷を残すものである（Courtois et al, 2020）。こういっ
た複雑性トラウマに対する精神反応は，当初は逆境体験の中で身を守り生き延
びるための適応的反応（精神的苦痛に対して感情をシャットダウンするなど）で
あったものが，時間が経ってもサバイバルモードのまま持続していることで不
適応をもたらしてしまう。また，養育者による虐待やネグレクトないしは深刻
な共感不全は，子どもの健全な精神発達に必要な，養育者との安定したアタッ
チメントスタイルの形成を阻害する。
　子どもが不安や不快を感じたときに庇護や欲求の充足を求めるアタッチメン
ト行動に対して，アタッチメント対象となる養育者が共感的に同調して子ども
のニーズを読み取り，あやしたり，なだめたり，欲求の充足をすることで，子
どもは不安や不快を解消され，安心と充足を得ることができる（Bowlby, 1969）。
このような体験を重ねることで，安定したアタッチメントスタイルが形成され

ると，子どもは，自分は愛される価値のある存在であり，他者は信頼できる存在であるという感覚がもてるようになる。その感覚がもととなって自己や他者に対して肯定的な内的ワーキングモデルが築かれ，不安対処力，自己肯定感，他者への信頼感が育まれる。

　幼少期に形成されたアタッチメントスタイルは，その後の人生を通じて個人のさまざまな社会的・心理的機能にかかわってくる。内的ワーキングモデルが不安定であると，トラウマ体験後の反応がより重度に持続することがある（Reyes & Ford, 2008）。研究知見からは，子ども期性的虐待に由来する安定したアタッチメントスタイルの形成不全が，成人サバイバーの長期の心理的障害に関係することが明らかにされている（Follette & Vechiu, 2017）。実際に，CPTSD のことに対人関係障害への治療的アプローチでは，安定したアタッチメントスタイルによる内的ワーキングモデルの再構築が目標となることが示唆されている（Courtois et al, 2020；Cloitre, Cohen et al, 2020）。

　したがって CPTSD の中核が，PTSD にアタッチメントスタイルの病理が顕著に加重された病態と考えればわかりやすい。つまり，

「CPTSD＝PTSD＋安定したアタッチメントスタイルの形成不全」

としてとらえる。もちろんやや単純化しすぎるきらいはあろうが，中核となる病態をそのように理解することで，何よりも治療の組み立てがしやすくなると思われる。

　しかしそれでは政治的難民や DV 被害女性の CPTSD はどう理解するのかということになろう。これについても筆者の経験では，たとえば深刻な DV 被害であっても，安定したアタッチメントスタイルが形成されていれば，DSO 症状がそろって顕著となることは免れるように見受けられる。

CPTSD の治療論

　ICD-11 が PTSD と CPTSD を区別した大きな理由の一つは，つまるところ治療論である。すなわち，現在 PTSD に最も有効とされるのは，持続エクスポージャー療法（Prolonged Exposure Therapy：PE），認知処理療法（Cognitive

Processing Therapy：CPT），眼球運動による脱感作と再処理法（Eye Movement Desensitization and Reprocessing：EMDR）等のトラウマ焦点化治療であるが，PTSDとは病態が区別されるCPTSDでは，それに対応した治療の手技と計画が求められるという考えからである。ただし現在までのところ，新たに登場したCPTSD診断に基づいて対象を選択したうえでの厳密な手法による治療研究報告はまだない（Cloitre, Karatzias et al, 2020）。

　HermanがCPTSD概念を提唱する以前の1990年に，McCannとPerlmanがトラウマの治療戦略について述べたところを要約すると，以下のような内容となる。

　　単回外傷（レイプなど）ではおおむね6ヵ月以内の短期治療の適用となるが，より重篤な持続外傷（性的虐待，拷問など）では6ヵ月から3年以上にわたる長期治療の適用となりやすい。しかしトラウマの性状によって治療期間がくっきり分かれるわけではなく，性的虐待でも短期治療ですむ場合もあれば，犯罪や事故でも長期治療となることがあり，それは自己能力の破綻の程度（トラウマ体験の深刻度，養育者のはなはだしい共感不全，アタッチメント対象の早期喪失など）が第一にかかわっており，トラウマ体験の性状は二義的である。トラウマ治療は，「支持的アプローチ」と「蓋を開ける（uncovering）アプローチ」（筆者注：トラウマ記憶の処理）が織りなすもので，自己能力と現在の適応レベルを反映している。「支持的アプローチ」は，感情安定，心理教育，共感的慰撫，認知的コントロール戦略を目指したものであり，感情調整の不良や不適応行動（行動化，自傷，引きこもりなど）の場合に必要となる。「蓋を開けるアプローチ」は，トラウマ記憶に近づき感情的・認知的な統制ができるほどに自己能力が強化されてからの適用となる。

　以上のようにMcCannとPerlmanのPTSD治療の考え方は，トラウマ記憶の蓋を開けて記憶に向き合うことがPTSD症状の改善に役立つことは確かだが，それには十分な自己能力が必要であることもわかっており，支持的取り組みとトラウマ記憶処理を患者の自己能力の程度によって組み合わせるというものであった。

そのような考え方を段階別に順序立てたのが Herman であり，本書序章で
も述べられているように，CPTSD 患者の回復過程は 3 段階で展開されること
を唱えたのである。第一段階の課題は安全と安定化，第二段階の課題はトラウ
マ記憶の処理，第三段階の課題は通常生活との再統合となる。回復の段階に合
わせて適切な治療コンポーネントに取り組むこととされるが，各段階の移行は
必ずしも単純ではなく，安全や安定化があとの段階でも引き続き課題となるこ
ともあれば，トラウマ記憶に漸進的に向き合う作業が早い段階で予行されるこ
ともある。Herman が提唱した CPTSD の 3 段階の治療論は，現在の治療論に
も反映されており，段階的治療（phase-based treatment）ないしは順序立てた
治療（sequential treatment）として提唱されている（Courtois et al, 2020；
Cloitre, Cohen et al, 2020；Cloitre, Karatzias et al, 2020）。

CPTSD 治療をめぐる 2 つの見解

2018 年に ICD-11 により CPTSD が公式診断として登場して以降，2019 年
から 2020 年にかけて，CPTSD の治療論について以下のような論考が相次い
て発表されている。

① Ford と Courtois 編集による *Treating Complex Traumatic Stress
  Disorders in Adults* 第 2 版（2020 年）（Courtois et al, 2020）
② Cloitre らによる STAIR ナラティヴセラピー・マニュアル第 2 版（2020
  年）（Cloitre, Cohen et al, 2020）
③国際トラウマティック・ストレス学会による PTSD 治療ガイドライン第
  3 版（2020 年）に収載された Cloitre，Karatzias と Ford による CPTSD
  治療論（Cloitre, Karatzias et al, 2020）
④オーストラリアの Blue Knot Foundation による CPTSD 治療ガイドライ
  ン（2019 年版）（Kezelman & Stavropoulos, 2019）

ただし，すでに述べたように，ICD-11 の CPTSD 基準で診断された患者の
治療効果に関するエビデンスはまだない（Cloitre, Karatzias et al, 2020）。

さて，CPTSD の治療については現在２つの見解があり，共通点も多くある
ものの，両者の間には一種の理論的対抗関係が生じている。

　一つの見解は，すでに述べたように Herman 以来唱えられてきた段階的治
療ないし順序立てた治療であり，安定化の段階を経てからトラウマ記憶処理の
段階へと移行するものである。この治療論は，現在においても① Courtois ら
のガイドラインや④ Blue Knot ガイドラインで強く推奨されているものであ
る。ただし双方のガイドラインとも，安定化や治療同盟構築の重要性には多く
の説明がなされているが，トラウマ記憶処理を実際にどのように進めるかにつ
いては定かではない。① Courtois らのガイドラインでは，治療の第二段階と
してトラウマナラティヴを含む治療（トラウマ焦点化治療）から含まない治療
（対人関係療法など）まであり，トラウマ記憶処理ということの意味はあいまい
なままである。④ Blue Knot ガイドラインは，トラウマ記憶処理の方法を取
り上げた項目はない一方で，トラウマ焦点化治療を CPTSD に適用することに
は批判的である。

　段階的治療の中でトラウマ記憶処理の手順を明確に示したものとしては，②
Cloitre ら の STAIR ナ ラ テ ィ ヴ セ ラ ピ ー（Skills Training in Affective and
Interpersonal Regulation Narrative Therapy）が，PE の曝露技法を応用したトラ
ウマ記憶処理を行っている。同セラピーは，子ども期虐待（その多くは性的虐
待）を生き延びた成人の PTSD 患者を対象として開発された週１回計 18 セッ
ションから構成される２段階に順序立てられた認知行動療法プログラムである。
前半（モジュール１）の 10 セッションでは，身体，思考，行動に焦点を当てた
感情制御と対人関係調整のスキルトレーニング（STAIR）が行われ，後半（モ
ジュール２）の７セッションでは，曝露技法（PE を応用）によりトラウマ体験
に伴う恐怖，恥，喪失をテーマとするナラティヴを通したトラウマ記憶に伴う
情動処理が行われ，最終セッションでは，獲得したスキルの振り返りと再燃予
防，回復に向けた次のステップについての話し合いが行われる。STAIR ナラ
ティヴセラピーはわが国でも実践されており，今後とも CPTSD の段階的治療
の有力モデルの一つとして検証が進められるであろう。

　また注目すべきことは，子ども（3 〜 18 歳）の PTSD に対して第一選択と
されるトラウマフォーカスト認知行動療法（Trauma-Focused Cognitive

Behavioral Therapy：TF-CBT）（亀岡・飛鳥井，2021）は，PRACTICE と称される安定化とスキル構築の段階，トラウマナレーションとその処理（プロセシング）の段階，親子合同の統合段階に順序立てられた段階別プログラムである。なお TF-CBT のプログラムでは，漸進的暴露（gradual exposure）として，安定化とスキル構築の段階（PRAC）から予行的に少しずつトラウマ体験の内容に触れている。

　さて，段階的治療が推奨された理由は，(1)CPTSD の成人患者の治療が効果をあげるには段階的治療が必要であり，(2)PTSD に第一選択とされるトラウマ焦点化治療を CPTSD にそのまま適用することは受け入れがたいほどのリスクがあり，(3)CPTSD の成人患者は安定化の治療段階を先行させることで治療効果がより高まる，ということからであった。これに対して，トラウマ焦点化治療（PE，CPT，CBT，EMDR，ナラティヴ・エクスポージャー・セラピー〔Narrative Exposure Therapy：NET〕）を主導するエキスパートらがそろった共著により，以上のような理由はいずれも厳密に検証されたものではなく，トラウマ焦点化治療は複雑性トラウマを抱えた成人 PTSD にも効果的であり，安定化の治療段階を先行することはかえってトラウマ治療の足枷となる可能性があるとの反論がなされた（de Jongh et al, 2016）。つまり安定化の治療段階を先行することで，その段階で治療からドロップアウトしたり，トラウマ記憶処理に遅れやためらいを生じる懸念が指摘されたのである。ただし，そのような懸念を支持するエビデンスは今のところない（Cloitre, Karatzias et al, 2020）。

　この問題に対して，ICD-11 版 PTSD/CPTSD の作成者らを共著者として CPTSD 症状に対するサイコセラピーの有効性の系統的レビューが報告された（Karatzias et al, 2019）。検索条件をすべて満たした報告として，PTSD に加えて 1 つ以上の DSO 症状を有する患者を対象としたサイコセラピーのランダム化対照試験 51 件が抽出された。内訳は CBT 35 報告，エクスポージャー 17 報告，EMDR 9 報告，ほかのサイコセラピー（対人関係療法，マインドフルネス，弁証法的行動療法など）9 報告である。その結果，PTSD の第一選択治療とされる各トラウマ焦点化治療は，PTSD 症状に加えて否定的自己概念や対人関係障害にも有効であった（感情制御困難に関する報告は数が乏しく検証不能）。しかしながら，子ども期発生トラウマの患者では成人期発生トラウマの患者と比

べると効果が減退していた。以上の知見から著者らは，CPTSD 患者を対象として段階的治療と非段階的治療の効果を比較する研究が今後とも必要であり，また子ども期発生トラウマの成人 CPTSD では最適な治療法を柔軟に模索する必要があると述べている。

　なお，段階的治療か非段階的治療かの問題については次節でさらに考察する。

CPTSD の治療の進め方

　すでに述べたように「CPTSD ＝ PTSD ＋ 安定したアタッチメントスタイルの形成不全」ととらえるならば，そこから段階的治療にせよ非段階的治療にせよ，以下のような共通する治療の進め方のポイントが明らかになってくる。

（1）CPTSD における回復とは何か

　CPTSD の治療が目指すところは，診断基準ともなっている「再体験（侵入性記憶）」「記憶と想起刺激の回避」「脅威の感覚」「感情制御困難」「否定的自己概念」「対人関係障害」のすべての次元における症状改善である（Cloitre, Karatzias et al, 2020）。前 3 つの PTSD 症状に関しては，トラウマ記憶処理を集中的に促すトラウマ焦点化治療（CBT や EMDR）が最も有効とされてきたが，そこでの回復のメカニズムは，過去（トラウマ体験）と現在の弁別（トラウマはすでに終わったことで今は安全である），現実の危険と恐怖による危険信号の弁別，トラウマ記憶にまつわる非機能的認知（自責感，無力感，孤立無援感，恥の感覚など）の修正である。それらの作業を通して，自己や他者への信頼感に根差したトラウマ前の健全な自分を取り戻すことが可能となる。

　一方，養育過程において安定したアタッチメントスタイルの形成をなしえなかった CPTSD 患者は，取り戻すべき健全な自分（自分は愛される価値がある，人は信用できる）の姿を思い描くことが困難となる。それだけでなく，健全であるべき自分はそもそもはじめから喪われていたことに気づけば，深刻な喪失感と絶望感が湧き上がってくる。したがって CPTSD 患者に対して，トラウマ前の健全な自分を取り戻すという PTSD 治療の文脈による治療目標を呈示するのは，必ずしも適切ではなく不十分である。

PTSD 治療では非機能的認知が修正されることで，本来備わっていた肯定的認知が芽を出してくる。「世界は危険だらけだ」「自分は無力だ」「自分のせいで起きたことだ」「誰も助けにならない」といった役に立たない考え方は，「すべて危険というわけではない」「自分にもできることはある，精一杯のことはやれた」「自分のせいばかりとも言えない」「助けてくれる人もいる」というバランスのとれた考え方に移行する。ところが CPTSD 患者は，安定したアタッチメントスタイルを基盤とする自己や他者への肯定的認知が育ってこなかった人たちである。そのため，治療では非機能的認知の修正だけでは十分でなく，肯定的認知を新たに育む治療的働きかけが必要になり，そこが PTSD 治療との大きな違いとなる。

　PTSD の回復がつまるところ，トラウマ記憶に振り回されていた状態から記憶をコントロールできる状態になることでの自己の尊厳の回復であるとすれば，CPTSD の回復はそれに加えた，自己裁定（self-judgment）と孤立感情の軽減による「自らの生の肯定」とも言える。そのように考えれば，CPTSD 治療の一部としてマインドフルネスやセルフ・コンパッションの手法（①困難なときの自分自身を慈しみ，②苦痛な思考と感情をマインドフルに自覚することで，過度の同一化を防ぎ，③苦悩を自分だけの孤立した体験としてではなく，共通の人間性の一部として見る）（Neff, 2011）が，とくに否定的自己概念の改善において有益となる可能性（Cloitre, Karatzias et al, 2020）も理解できる。

　PTSD にせよ CPTSD にせよ，治療は患者と治療者との協働作業であり，主役は患者で治療者はコーチ役であることに変わりはない。ただし，治療で何を目標とするのか，そのためには何が必要であり，それはどのタイミングでどのようなペースで進めていくかは，PTSD に比べ CPTSD ではより多くの課題について相談しながら進めていかなければならないであろう。

（2）アセスメントでは問題の全体を明らかにする

　受診につながるきっかけとして多いのは，感情不安定や対人関係困難の訴えや，自傷行為や解離エピソードなどの問題行動であろう。過去に深刻なトラウマ体験があり，フラッシュバックや悪夢などの再体験症状，日常生活ではリマインダーとなる事物，人物，状況の回避，過度の警戒心や過剰な驚愕反応とい

った過覚醒症状があり，さらに虐待やネグレクトないしは養育者の共感不全など，幼少期の養育環境に問題があれば，CPTSD の可能性を念頭に置いて前述の DSO 症状のアセスメントを行う。ここでポイントとなるのが，すでに述べた BPD との鑑別である。対人関係での操作的態度，対象の理想化とこきおろし，見捨てられ不安の存在は BPD 傾向をうかがわせる。

　なお，幼少期の家庭環境に関しては，本人と親との関係だけでなく，親の養育環境（祖父母と親との関係）も尋ねておくとよい。親自身も共感不全の環境の中で育った過去をもっていることはめずらしくない。

　CPTSD の治療開始にあたって必須なのは，「安全」をめぐるアセスメントである（Herman, 1992；Courtois et al, 2020；Cloitre, Cohen et al, 2020；Cloitre, Karatzias et al, 2020；Kezelman & Stavropoulos, 2019）。まず環境上の再トラウマの危険として，虐待者との接触や虐待・暴力の恐れが今も続いていないかどうかを確かめる。危険な問題行動として，自傷行為（リストカット，過量服薬），過食嘔吐，拒食，無謀な性行動，物質乱用などの有無と程度を確認する。また健康上のリスクとして，日常生活での食事バランス，睡眠の状態，保清，外出，日中の活動の様子を確かめる。CPTSD では治療過程全体を通して安全への配慮と対策が必要となる。

　問題行動の聴取に際しては，治療者は共感的で非裁定的態度を心がけ，良悪の判断はせず，すべては異常な環境になんとか適応しようとした結果の行動であったことを治療者と患者の共通理解とする（Courtois et al, 2020）。そして自分を守ってくれる意味もあったそれらの「適応的」行動が続いてしまっていることが，今となっては心身の障害や生活上の支障につながっていることを患者に理解してもらうのである。

　逆境状況を生き延びることができた患者には，個人的資質や支持的人間関係において，何らかの強み（ストレングス）もあったはずである。「これまでどのようなことが支えとなったか」と患者の強みを確かめておくことは，本書序章で Herman が述べているところの回復に必要なエンパワメントの糸口となるものである。ただし，自己価値感の低い患者に対して，治療者が患者の強みをことさらに持ち上げるのは，患者の苦痛を呼び覚まし，逆効果となることもあり，デリケートな扱いが求められる（Courtois et al, 2020）。

発達障害との鑑別あるいは併存可能性も考えておかねばならないだろう。幼稚園／保育園〜小学校〜中学校〜高校での不適応や長期欠席歴，医療機関／相談機関への受診・相談歴，感覚過敏（音，光，匂い，味，肌触り）の有無，子どもの頃から現在までの親しい交友関係や趣味・遊び等をひととおり尋ねる。自閉スペクトラム症（Autism Spectrum Disorder：ASD）の子どもは，育てにくい子，まわりになじめない子として虐待やいじめの対象となることがある。また，ASD によっても DSO 類似症状が生じることがある。したがって，元来 ASD であった子どもに虐待やいじめによる PTSD 症状が出現した場合，PTSD＋ASD と考えるか，CPTSD＋ASD と考えるかの診立てが治療上必要になるかもしれない。

　アセスメントで問題の全体が明らかになるまでには，複数回の面接が必要であろう。CPTSD の患者は，過去に BPD，解離症，物質乱用／依存症，摂食症，強迫症，双極性気分症，統合失調症，発達障害とさまざまに診断されていることがまれではない。一方で，CPTSD が疑われても，アセスメントの結果，それらほかの病態を主診断として，それに見合った治療を優先する判断となることもしばしばあるだろう。

（3）なぜ治療同盟の確立がことさらに強調されるのか

　CPTSD の治療ガイドラインは，治療が成功するためには治療同盟の確立が何よりも重要であることをおしなべて強調している（Courtois et al, 2020；Cloitre, Cohen et al, 2020；Cloitre, Karatzias et al, 2020；Kezelman & Stavropoulos, 2019）。良好な治療関係はあらゆるサイコセラピーの場で求められることであるが，とりわけ CPTSD 治療で強調される理由も，DSO にアタッチメントスタイルの病理がかかわっていることからすればよく理解できる。つまりは治療者自身が安定したアタッチメント対象となり，患者のアタッチメントスタイルの再構築の機会を提供すること自体が，回復に向けた治療の重要な要素となるからである。

　内的ワーキングモデルとして「自分は人から受け容れてもらえない，人は信用できない」という思いが強ければ，治療者との出会いも不信から始まることになる。患者の不信の裏には，「また傷つけられるのではないか，また裏切ら

れるのではないか」という治療者への怯えと警戒が存在している。したがってまず大事なことは，患者が語らずともそのことを治療者があらかじめ共感的に理解していることであり，治療者やかかわるスタッフの，表情，まなざし，身振り，語り口から，患者に安全感・安心感を覚えてもらえることである。

　安定したアタッチメントスタイルの形成不全があり，養育者から，あやされ，なだめられて安心できたという経験に乏しいと，相手の共感のサインを受け止める力も弱くなる。そのため，治療者が示す患者への共感がうまく伝わっていないことがあり，治療関係は治療者が気づかないところで綻びやすい。大事なのはその綻びの修復である。なぜならば，患者はそれまでの対人関係では綻びを感じれば容易に関係を断絶してきたのであるが，綻びは修復できるという経験がアタッチメントスタイルの再構築につながるからである。修復のために必要とされるのは治療者の共感的同調（empathic attunement）（Courtois et al, 2020；Kezelman & Stavropoulos, 2019）であり，患者の心の状態を治療者がどう理解しているかを患者に伝え，それが的を射ているかどうかを患者に尋ね，常に確かめる治療姿勢である。綻びの原因説明を患者に求めても（真の）答えは得られず，修復にはいたらない。

　治療同盟が確立することでアタッチメントスタイルが再構築されれば，患者が新たな活動や人間関係に価値を見出したときに，それを尊重し見守る安全基地となるのも治療者の役割である。

（4）「治療の窓」を広げるか「滴定」を図るか

　「治療の窓 therapeutic window」とは薬物療法の用語でもある。薬剤投与量が少なすぎれば治療効果が十分発現せず，多すぎればかえって効果の減弱や中毒症状・副作用の弊害が治療的有益性を上回ってしまうため，適切な治療効果を得るための至適用量には上下限の枠（窓）があることを示したものである。「滴定 titration」は化学用語である。ある被験物質溶液に特定の物質溶液を滴下し少量ずつ混和することで化学反応を進行させ，反応し終わる当量点を用いて被験物質の量を測定することである。

　さて，CPTSD に対する段階的治療と非段階的治療をめぐる理論的対抗についてはすでに述べたとおりである。そもそも感情制御が困難な CPTSD 患者は

PTSD患者に比べトラウマ記憶に向き合うことでの情動負荷に耐えることがより困難であるため，治療中に自傷や解離を容易に引き起こしがちで，治療が逆効果となるリスクがある。つまりトラウマ記憶にアクセスするのを回避していれば記憶処理の活動効果は発現しないが，記憶に圧倒されてしまえば逆効果ともなりやすく，回避せず圧倒されることもない「治療の窓」の範囲がいわば狭いのである。そのためまずは感情調整や認知コーピングによる安定化を図ることで「治療の窓」を広げ，情動負荷に耐える力を強めてからトラウマ記憶に向き合う作業に移行するというのが段階的治療の考え方である。一方，情動負荷に耐えることがより困難な患者に対しては，情動負荷の量を「滴定」しながら加減し，患者が耐えられる当量点でトラウマ記憶と向き合う工夫をすれば，トラウマ記憶処理が可能であるというのが非段階的治療の考え方である。具体的にPEを例にとれば，座って閉眼し一人称現在形でトラウマ体験を語るという標準的方法から，治療者が連れ添って開眼し歩きながら会話形式で語る，あるいはナラティヴ筆記したものを読みあげるなど，刺激をかなり弱めた方法まで何段階もある中から，患者が耐えられる方法を見出してトラウマ記憶処理を進めるのである。

ただし，切迫した自殺・自傷行為の危険や重度の解離症状がある場合にはトラウマ焦点化治療のすぐの適用とはならない。つまり「滴定」で調整できる範囲を超えているからである。その場合には，自殺念慮／自傷行為や解離症状を制御することを目標とした治療の準備段階が必要になる。

つまりCPTSDであっても，「滴定」の工夫を加えることで，非段階的治療としてのトラウマ焦点化治療で治療可能な患者は少なくはないと思われるが，一方で，「治療の窓」を広げる安定化の準備段階（場合によっては年単位となるかもしれない）を必要とする患者もまた少なくはないであろう。

なお「耐性の窓」と訳されている window of tolerance は過覚醒（過度の不安・パニックなど）にも低覚醒（シャットダウンなど）にもならない感情状態を指した別の意味の言葉である。

（5）治療者の逆転移と代理受傷に十分留意する

治療者には一貫して安定した共感的かかわりが求められるが，治療者側が自

らの心の動きの調整・制御ができないと治療関係の破綻を招くことにもなりかねない。

逆転移とは，患者に対して治療者が向ける心理的反応であるが，深刻なトラウマ体験を聞かされた者には，２つの心理的反応のどちらかが出やすい（Wilson et al, 1994）。

一つは回避（タイプⅠ）である。つまり，そのような話は耳にしたくないし，聞かされてもどうしてよいかわからないので，治療者は話が深まらないようにさらりと切り上げて蓋をしようとする。あるいは，治療者自身も未解決の過去のトラウマを抱えていることで回避が強まることもある。

もう一つは過度の同一化（タイプⅡ）である。つまり，治療者も感情的に大きく動揺し，怒りや絶望的気分が強く湧き起こり，そのために精神的平衡を保つのが危うくなる。この場合も，治療者自身が未解決の過去のトラウマを抱えていることで過度に同一化しやすくなることもある。過度の同一化は治療者の代理受傷につながる危険性をはらんでいる。代理受傷とは，一時的な心理的反応にとどまらず，治療者自身の自己効力感，人間観や人生の意味づけにまで否定的な影響が及んでしまうことである（Perlman et al, 2020）。

治療者の逆転移と代理受傷は治療関係の破綻につながる要因ともなるが，トラウマの治療においては，回避と過度の同一化のどちらにも傾かないというのはなかなかに難しく，たいていはどちらかに傾きかけていると思ってよい。そこで大事なことは，治療者として自らの心中に芽生えた反応に気づいていることである。さらには同僚やスーパーバイザーとも話し合える関係を保っておくことである。

複雑性トラウマの患者の治療やケアをする者の代理受傷を防ぎ和らげるための方策の一つとして提唱されているのがABCモデル（awareness-balance-connection）（Perlman et al, 2020）である。（A）自らの変化に気づき，（B）治療者自身のセルフケアとして仕事の仕方やオフの時間の過ごし方，そして心身の状態のバランスに留意し，（C）精神的に孤立しないように周囲とのつながりを保つことが要点となる。

〔文 献〕

American Psychiatric Association（2013）*Diagnostic and Statistical Manual of Mental Disorders. 5th ed.* American Psychiatric Publishing.（高橋三郎・大野 裕監訳（2014）『DSM-5精神疾患の診断・統計マニュアル』医学書院）

飛鳥井望（2021）「複雑性PTSDの概念・診断・治療」原田誠一編『複雑性PTSDの臨床』金剛出版, pp15-24.

Bisson JI, Brewin CR, Cloitre M et al（2020）Diagnosis, assessment, and screening for PTSD and complex PTSD in adults. In: Forbes D, Bisson JI, Monson CM et al（eds）*Effective Treatments for PTSD: Practice Guidelines from the International Society for Traumatic Stress Studies. 3rd ed.* Guilford Press, pp49-68.

Bowlby J（1969）*Attachment and Loss, Vol.1. Attachment.* Basic Books（黒田実郎, 大羽蓁, 岡田洋子他訳（1976）『母子関係の理論Ⅰ（愛着行動）』岩崎学術出版社）

Brewin CR, Cloitre M, Hyland P et al（2017）A review of current evidence regarding the ICD-11 proposals for diagnosing PTSD and complex PTSD. *Clin Psychol Rev* 58: 1-15.

Cloitre M, Cohen LR, Ortigo KM et al（2020）*Treating Survivors of Childhood Abuse and Interpersonal Trauma: STAIR Narrative Therapy. 2nd ed.* Guilford Press.（第1版〔2006〕邦訳：金吉晴監訳（2020）『児童期虐待を生き延びた人々の治療：中断された人生のための精神療法』星和書店）

Cloitre M, Karatzias T, Ford JD（2020）Treatment of complex PTSD. In: Forbes D, Bisson JI, Monson CM et al（eds）*Effective Treatments for PTSD: Practice Guidelines from the International Society for Traumatic Stress Studies. 3rd ed.* Guilford Press, pp365-382.

Courtois CA, Ford JD, Cloitre M et al（2020）Best practice in psychotherapy for adults. In: Ford JD, Courtois CA（eds）*Treating Complex Traumatic Stress Disorders in Adults. 2nd ed.* Guilford Press, pp62-98.

de Jongh AD, Resick PA, Zoellner LA et al（2016）Critical analysis of the current treatment guidelines for complex PTSD in adults. *Depress Anxiety* 33: 359-369.

Follette VM, Vechiu C（2017）Adult survivors of childhood sexual abuse: Review of theoretical and empirical literature. In: *APA Handbook of Trauma Psychology Vol.1.* American Psychological Association, pp117-132.

Herman JL（1992）*Trauma and Recovery.* Basic Books.（中井久夫訳（1999）『心的外傷と回復』増補版, みすず書房, p187）

亀岡智美・飛鳥井望編（2021）『子どものトラウマとPTSDの治療：エビデンスとさまざまな現場における実践』誠信書房

Karatzias T, Murphy P, Cloitre M et al（2019）Psychological interventions for ICD-11 complex PTSD symptoms: Systematic review and meta-analysis. *Psychol Med* 49: 1761-1775.

Kezelman CA, Stavropoulos P（2019）Practice Guidelines for Clinical Treatment of Complex Trauma. Blue Knot Foundation.（https://www.blueknot.org.au）

McCann IL, Perlman LA（1990）*Psychological Trauma and the Adult Survivor: Theory, Therapy, and Transformation.* Brunner-Mazel, pp83-100.

Neff K（2011）*Self-Compassion: The Proven Power of Being Kind to Yourself.* William Morrow An Imprint of HaperCollins.

Perlman LA, Caringi J, Trautman AR（2020）New perspective on vicarious traumatization and complex trauma. In: Ford JD, Courtois CA（eds）*Treating Complex Traumatic Stress Disorders in Adults. 2nd ed.* Guilford Press, pp189-204.

Reyes G, Ford JD（2008）Attachment. In: Reyes G, Elhai JD, Ford JD（eds）*The Encyclopedia of Psychological Trauma.* John Wiley & Sons, pp64-69.

Wilson JP, Lindy JD, Raphael B（1994）Empathic strain and therapist defense: Type I and II CTRs. In: Wilson JP, Lindy JD（eds）*Countertransference in the Treatment of PTSD.* Guilford Press, pp31-61.

World Health Organization（2018）ICD-11 Mortality and Morbidity Statistics, 6B41 Complex posttraumatic stress disorder.（https://icd.who.int/browse11/l-m/en#/）

第 **2** 部

精神科臨床の立場から

第2章

持続エクスポージャー療法（PE）を軸とした治療

Junya Okazaki

岡崎純弥

複雑性 PTSD と PE について

　持続エクスポージャー療法（Prolonged Exposure Therapy：PE）は心的外傷後ストレス症（Post-Traumatic Stress Disorder：PTSD）の治療法として確たるエビデンスを積み重ねてきた。本邦においても有効性が示され，2016 年には保険適用となっている。概念が錯綜，混乱していた複雑性心的外傷後ストレス症（Complex Post-Traumatic Stress Disorder：CPTSD）も，世界保健機関（WHO）が最新版に改訂中の国際疾病分類（ICD-11）によって正式な疾患概念として採用されることとなった。

　ICD-11 における CPTSD の診断基準策定の中心人物である Cloitre は専門家たちの意見をまとめ，2012 年に（ICD-11 による定義とは異なるが）CPTSD に対して段階的（phase-based）治療を推奨している。段階的治療とは，まずは安定化を，次いで感情調整などのスキル訓練を行い，十分な準備ができてからトラウマ記憶の処理を行い，最終的に現実生活への適応を支援するという治療戦略である。CPTSD と PTSD は異なる精神障害であり，後者とは治療戦略が異

なるという前提に立ったものだと考えられるが，PE を含むトラウマ焦点化認知行動療法の研究者・治療者たちは，この見解に必ずしも諸手を挙げて賛成しているわけではない。トラウマの種類，時期，回数などがトラウマ焦点化認知行動療法の治療アウトカムに影響を与えないという知見があることなどから，CPTSD 概念の有用性，治療戦略修正の必要性に疑義を挟む主張が根強いのである。筆者の立場は，PE 開始前にはある程度の準備は必要である一方，徒に開始を引き延ばすのは得策ではないというものである。たしかに段階的治療戦略は常識的であり，直感的には正しいように思えるが，前述したように，これを支持する根拠が現時点では強固でないことに加え，先にトラウマ処理をすることでその後の展開がスムーズになるというメリットを実際の臨床で実感しているというのがその理由である。

　いずれにせよ，この議論に現時点で結論を出すことは難しい。なぜならば，これまでは確たる CPTSD の診断基準が存在せず，それぞれが主張する CPTSD の定義が異なっていた可能性があるからである。ICD-11 において診断基準が明確化されたことにより，この臨床疑問に対する回答となる研究がなされていくことを期待したい。なお，これより単に CPTSD と記述する場合，ICD-11 の診断基準に基づいた状態像を指すこととする。

本章における前提について

　さて，CPTSD に PE を用いる場合について，現時点での筆者の見解を以下に述べたい。

（1）原則として基本に忠実に

　ICD-11 における CPTSD は，CPTSD ＝ PTSD 症状＋自己組織化の障害（Disturbances in Self-Organization：DSO）の症状とされ，いわば PTSD の「兄弟診断」（飛鳥井，2019）という形になった。前述した CPTSD 概念を批判する論文がそうであるように，経験を重ねた PE 治療者であれば，これまでの症例の中に CPTSD の診断基準を満たす患者が一定の割合で含まれていたと考えるほうが自然であるし，筆者も同様である。CPTSD 患者に PE を施術する場合，

対人関係障害（Disturbances in Relationships：DR）による治療同盟構築の難しさ，感情制御困難（Affect Dysregulation：AD）による解離の起こりやすさ，否定的自己概念（Negative Self-Concept：NSC）によるプロセシングの難しさなど，CPTSD を CPTSD たらしめる特徴，すなわち DSO 症状による「難所」が存在するのは事実である。

　しかし，PTSD の場合においても，程度の軽重はあれ，これらの傾向をもつ患者は存在する。そして，PE という治療プログラムはこれら難所への対応法をすでに内在している。マニュアルを熟読し，公式ワークショップを受講し，認定指導者からのスーパービジョンを受けた経験があれば，難所をどう切り抜けるかの一定の知識と技術は身についているはずである。ゆえに，CPTSD においても，PE の各治療コンポーネントの原則を守り，技量を洗練させていくことが第一であると考えている。

（2）DSO 症状を意識したうえでの工夫を

　CPTSD の患者は日々の生活において，当然ながら PTSD 症状に加えて DSO 症状にも困難を感じている。PE によって PTSD 症状のみならず DSO 症状もまた間接的に改善していくことが期待されるが，施術中には DSO 症状への直接的な介入も意識していきたい。具体的な工夫については後述する。

（3）PE のみでは CPTSD の治療は完結しない

　PTSD 患者の場合，PE 終結後ほどなく治療自体も終結となることはめずらしくない。一方で CPTSD 患者の場合は，PE が終結したあとも残された課題が数多く存在し，継続治療が必要となることも多い。また，わが国の医療現場では，PE を施術した施設の治療者が PE 終結後もそのまま経過をみていくことが多いと考えられる。ゆえに，本章では PE 施術期間だけではなく，その前後の対応についても触れていく。

（4）PE の限界について

　当然であるが，PE にも限界がある。筆者は解離の重症度が一つの目安となると考えている。筆者が運営する診療所のような，入院設備をもたない外来機

能のみの医療機関の場合は緊急対応が難しいため，解離のアセスメントは特に重要である。たとえば PE の概要を説明しただけで強い解離を起こしたり，心的負荷が高まると異なる人格（EP：Emotional Personality）が現れたりするようなケースの場合は，PE の導入は時期尚早であり，前述した段階的治療の原則にのっとり，感情調整スキル，対人交流スキルなどの獲得を目指すことが先決であろう。場合によっては，解離症の治療を得意とする認知行動療法以外の専門家への紹介も考慮したい。

モデル症例

本章では以下の架空症例を用いて具体的な手法について説明していく。ICD-11 における CPTSD 診断はトラウマの種類を問わないが，典型的には戦争や児童虐待のような，逃れることのできない長期かつ反復した出来事から症状が形成されるとしている。ゆえに，モデル症例は CPTSD を生じる典型例の一つである児童虐待のサバイバーとした。筆者の CPTSD 経験症例のほとんどが児童虐待のサバイバーであること，モデル症例は実在の症例ではないことも付け加えておく。

症例 A：25 歳女性
〔生活歴〕

専門職の父親と専業主婦の母親のもと，二人同胞第一子，長女として Z 県にて出生。父親は飲酒をしては A の眼前で母親を暴行していた。幼稚園の頃から，父親による A への身体的な暴力も始まった。母親は A を父親と同じ専門職にしようと考え，A が小学校に入学した頃から長時間の勉強を強いた。中学 2 年生になると父親からの性的虐待が始まった。母親は性的虐待には気づいていたようだが，見て見ぬ振りをしていた。必死の努力にもかかわらず成績は伸びず，高校生になった頃には母親は A への関心を失った。高校を卒業し地元の大学に進学したものの社交不安症状が強く通学できず，すぐに退学した。その後は県外の大都市でアルバイトを始め，両親とは連絡を絶った。25 歳となった現在はコンビニエンスストアのアルバイトをしながら会社員のパートナ

ーと同居している。

〔受診のきっかけ〕

勤務態度は真面目だが，中高年男性の客に高圧的な態度をとられた直後に調子を崩し欠勤することが繰り返された。ある日，クレーマーに怒鳴られた直後にパニック発作を起こし，その場に倒れ込み意識を失った。パートナーが店舗まで迎えに行き，これまでの経緯を店長から聞かされた。繰り返されるパニック発作，解離発作，極度の不眠などを目の当たりにしていたパートナーの説得により，精神科Yを受診したが，トラウマについて話すことができず，初回で通院を中止。次にトラウマ治療を得意とする心理士が在籍するカウンセリングオフィスWに来談したが，担当心理士に恐怖を感じ数回で中断。その後，再度パートナーと話し合い，当院を受診することとなった。アセスメントの結果，PTSD症状に加えてDSO症状を確認したことからCPTSDと診断。その後本人と話し合い，PEを開始することとなった。

治療関係

認知行動療法は，最終的には患者が自らの治療者となることを目指す心理療法である。そのため，自分でできそうなことは自分で行うように促していくことが大事である。筆者自身，認知行動療法を実践する際にはそのように心がけてきたし，うつ病や不安症に対する認知行動療法の指導（スーパーバイズ）を行う際，訓練者（スーパーバイジー）が過度に保護的であると感じた場合にはその都度指摘をしてきた。PEにおいてもその原則は変わらず，後述する「開眼か閉眼か」の議論はまさにそのスピリットに立脚したものである。

しかし，CPTSDの場合はどうだろうか。DSO症状の一つである対人関係の困難（DR）は当然のことながら治療者とのかかわりにおいてもつきまとう。シンプルなうつ病や不安症に認知行動療法を行うときのように，治療者がやや中立的な姿勢を保とうとすると，たとえば虐待のサバイバーであれば，ネグレクトの被害を想起させることで治療同盟が失われることもある。治療者が患者に敬意を払い，対等な立場を保とうとしても，患者自身がそのような人間関係に慣れていない場合も往々にしてあるのだ。ゆえに，筆者はCPTSD患者にPEを行う際には，あたかも自身が患者の親やきょうだいであるかのようにか

かわり，より保護的な治療関係を保つことを心がけている。もちろん，治療の進展に応じて保護の度合いは徐々に弱めていく。

　ここで注意したいのは，好むと好まざるとにかかわらず，患者たちの多くは治療者を「強者」としてとらえがちであるということである。そして多くの場合，彼ら彼女らはその強者から対人トラウマや二次被害を受けている。治療者のちょっとした言動がかつての加害者との関係を再演することとなり，治療中断のリスクが高まりやすくなることに留意したい。強者から被害を受けたCPTSD 患者には，たとえば「目上のものは自分を搾取してくる」「強いものが弱いものからすべてを奪う」「他人は最終的には自分を棄てる」といったスキーマがある。決して裏切らず，動じず，一貫した態度で温かく見守り続けることで，彼ら彼女らの期待をよい意味で裏切り，治療者の存在自体をスキーマに対する反証とすることで，DR に楔を打ち込むことを意識したい。

PE 導入

　PE は患者と治療者双方に相応の負担がかかる治療法である。治療契約前にPE の概要について説明を聞くと，二の足を踏む患者は少なくない。CPTSDとなれば，なおさらである。感情制御の困難（AD）により，現実エクスポージャー／実生活内曝露（現実 Ex）と想像エクスポージャー／イメージ曝露（想像 Ex）を軸とした PE の治療プログラムにはとても耐えられないと感じるだろうし，否定的自己概念（NSC）により自分のような人間が治療プログラムをやりきることなど不可能であるという否定的な認知も出てくるだろう。前述したように，DR により「強者の側に立つ」治療者に対する恐怖心や不信感も根強い。筆者は，通常の PTSD であれば数回のアセスメントを行ったあと，すみやかに PE を開始することもめずらしくないが，CPTSD の場合は慎重に動機づけを進めることにしている。導入を急ぐと治療中断のリスクが高くなることを危惧するためである。以下に，症例 A への具体的な対応例を示す。

〔X 回目の外来受診〕

　治療法の一つとして PE を紹介し，その概要を説明した。A は PE のプロトコル，特に想像 Ex に驚き，圧倒されたようだった。今すぐ決めなくてもよいのでゆっくり考えてほしいと伝えた。

〔X＋1回目の外来受診〕

A：あれから考えてみましたけど，やはりトラウマについて話すことなど自分にはできそうにないです。

Th：そう考えるのももっともです。トラウマの後遺症を抱える人の多くがそうおっしゃいます。トラウマについて話したら，どうなってしまうと考えていますか？

A：想像もできません……。たぶん壊れてしまいます……。

Th：そう考えたら怖くなってしまいますよね……。（十分に間を置く）

A：……。でも，このままもつらいです……。

Th：自分にはできそうにない。一方で，このままだと困るからここに来てくださっているのですよね。今すぐに決めなくてもいいです。ゆっくり考えてみてください。

〔X＋2回目の外来受診〕

2週間考えたが，やはりトラウマについて語るなど自分にはできそうにないとの返事であった。Thはこれまでのトラウマ体験群の中から，比較的強度の弱いものを一つ選んで，外来受診ごとにその内容についてメモを1行ずつ書き足してくるという行動実験課題を提案。Aもこれを受け入れた。

〔X＋3回目の外来受診〕

Aは震える手でメモをThに手渡した。メモは文面が見えないように折りたたまれ，さらに封筒に入れられてあった。メモには「父がお酒を飲んでいる」とだけ書かれてあった。ThはAの勇気を称賛し，課題を続けるように促した。

〔X＋4回目の外来受診〕

「父がお酒を飲んでいる」

「突然父が母親をなぐり始めた」

〔X＋5回目の外来受診〕

「父がお酒を飲んでいる」

「突然父が母親をなぐり始めた」

「母は鼻から血を流している」

〔X＋6回目の外来受診〕

Aはかばんからメモを無造作に取り出し，Thに手渡した。

「父がお酒を飲んでいる」

「突然父が母親をなぐり始めた」

「母は鼻から血を流している」

「私は自分の部屋に戻り，布団にもぐり込み，ヘッドホンで音楽を聴いた」
とあった。

　　A：すごく嫌な気持ちは変わらないけど，書けました！

　　Th：頑張りましたね。メモ，最初のときは封印されてましたけど，今回はそ
　　　　のままかばんに入れてましたね。

　　A：はい。まあ，ただの紙かなって。

　　Th：それなんです！　ただの紙だし，ただの文字なんですよ。これが PE で
　　　　やりたいことなんです。私は A さんなら，きっとこの治療法をやり遂
　　　　げることができると思う。だから紹介したんです。

　　A：（長い沈黙）先生……。私にできますか？

　PE の概要を知ったときの CPTSD 患者が受ける衝撃の強さについて思いを
馳せ，共感的な対応をすると同時に，PE という治療法に対する揺るぎない自
信を示すことが必要である。このケースでは筆記曝露を少しずつ進めるという
行動実験を行ったが，さりげないやりとりの中で，患者がこれまでの人生で最
初は不安に思いながらも何かをやり遂げることができた経験を引き出し，動機
づけの材料とするのもよいだろう。

呼吸法

　PE ではセッション 1 で呼吸法を教示する。かつて呼吸法は，伝統的な認知
行動療法，とりわけ対象疾患が不安症の場合はリラクセーションスキルとして
プロトコル序盤に取り入れられることが多かった。しかし，呼吸法は安全行動
として機能し，患者が不安や恐怖に向き合うことを妨げ，曝露の効果を弱める
リスクが指摘されている。たとえば Craske & Barlow（2006）のパニック症に
対する認知行動療法マニュアルでは「もしクライエントが呼吸法をコントロー
ル戦略として用いるようであれば，その使用を最低限にすることを考慮」し，
「呼吸法はリラックスや落ち着きを得るためではなく，恐怖，不安，恐れる状

況に直面するために行うということをリマインドすること」とある。そして，近年登場した疾患横断型の認知行動療法である統一プロトコルにおいては，呼吸法をはじめとしたリラクセーションスキルはプロトコルに採用されていない。筆者が PE の開発グループであるペンシルバニア大学不安症治療研究センター（Center for the Treatment and Study of Anxiety：CTSA）のスタッフから PE の指導を受けた際にも，呼吸法がもつリスクについてのコメントがあった。

　では，対象が CPTSD の場合はどうだろうか。CPTSD 患者についてまわる問題の一つが感情制御困難（AD）の一症状である解離である。CPTSD 患者の感情調整能はきわめて脆弱であることが多い。理由はいくつか考えられるが，その一つがスキルの欠如（不足ではない）である。今この文章を読んでいるあなたが子どものときのことを思い出してほしい。たとえば養育者の前で転倒して膝を擦りむいたことがあるだろう。そのとき，養育者はどのような反応をしただろうか？　たとえば，優しく微笑みかけながら，「痛いの痛いのとんでいけ」などと声をかけてきたのではないだろうか。明日の発表会に対する不安を訴えたとき，（それが有効かどうかはさておき）「手のひらに『人』の字を書いて飲み込むといいよ」などとアドバイスをもらった記憶をもつものも多いだろう。通常であれば，私たちは主に養育者から適応的な感情調整スキルを教えられ，試行錯誤しながらそれを身につけていく。しかし，たとえば虐待のサバイバーはそのような機会を，誇張ではなくまったく得られていないことも多いのである。そのような状態で感情調整スキルをほとんど練習しないままに現実 Ex や想像 Ex を開始するのは，やはりリスクが高いと考える。ゆえに，筆者は CPTSD の場合には，あくまで PE の枠内においてではあるが，感情調整スキルの獲得も重視することとしている。以下に，症例 A への具体的な対応例を示す。

〔PE 開始前〕

　PE 開始を決断した A に対して，本来はセッション 1 で行う呼吸法を一般外来で紹介した。

　「A さん，PE はトラウマに関連する記憶や物事に向き合う治療だと説明しましたが，もちろんそれだけではありません。不安や恐怖に向き合いやすくなるようなスキルも練習するんですよ。今日は，そのうちの一つ，呼吸法を紹介

しますね」

　次回の外来に現れた A は，学んだ呼吸法では大きなパニック発作には対応
できなかったが，「プチパニック発作」程度には効果があると報告した。これ
まで圧倒されるほかなかった不安・恐怖感情とそれに伴う身体症状に対し，一
定のスキルを得て手応えを感じたようであった。

〔PE セッション 1〕

　本来行う呼吸法ではなく，これを一歩進めたグラウンディングのスキル
(「今ここ」にとどまることで再体験症状などに対処するスキルの総称) をセッシ
ョン内で練習し，宿題とした。

〔PE セッション 2〕

　これまでのスキルでは対処できないような大きな感情の波に圧倒されたとき
の対処法として，氷を用いる方法 (氷を握る，氷水を張った洗面器に手や顔を突
っ込む) を伝えた。

〔PE セッション 3〜7〕

　さまざまな感情調整スキルの練習を加えていった。次第に A は自分で編み
出したスキルを治療者に報告するようになった。治療者はその発見に驚いてみ
せ，称賛し，A の自発性を伸ばすことを心がけた。

〔PE セッション 8 以降〕

　トラウマ記憶に対する馴化が進み，A を圧倒した恐怖や不安感情が減弱す
るにつれて，怒り，悲しみといった別の基本感情や罪悪感，後悔，恥などの二
次感情も自覚できるようになってきた。このタイミングで筆者は，基本感情を
擬人化したキャラクターが登場する映画『インサイド・ヘッド』(ピート・ドク
ター監督，ピクサー製作，2015) のイラストを用いて基本感情がもつ機能につい
て心理教育を行うなどして，感情のラベリング能力獲得を狙った。

　繰り返すが，PE のエビデンスはマニュアル通りに遂行された場合に適用可
能である。PE をいったん始めたのであれば，曝露の開始タイミングを引き延
ばすことは推奨されない。予定通りセッション 2 で現実 Ex を，セッション 3
で想像 Ex を開始すべきである。たとえばもし，想像 Ex の開始を 1 セッショ
ンでも延期させたいとのアイデアが浮かんだのであれば，治療者自身の自動思

考をモニタリングする必要がある。多くの場合，それは回避であろう。

　呼吸法をはじめとしたスキルは，当初はリラクセーションとして導入しても
よいが，治療の進行とともに機能を転換させ，「今ここ」に注意を引き戻し，
むしろ不安や恐怖との対峙を促すスキルとして用いるように導きたい。もちろ
ん，このことは CPTSD に限ったことではない。

現実エクスポージャー

　トラウマ記憶のリマインダーを階層化し，順次曝露していくのが現実 Ex で
ある。上述した前提の通り，筆者は CPTSD だからといってこの技法を大きく
修正することはない。あえて言えば，患者の強みや拠り所にしてきたものに着
目することを心がけている。CPTSD 患者の生育歴，生活歴を聴取すると，ど
うしても脆弱性に注意が向きがちである。しかし，彼ら彼女らは CPTSD の症
状を抱えながらこれまでの人生を生き抜いてきており，必ずと言ってよいほど
何らかの強みや拠り所にしてきたものがある。それが何であるのか，彼ら彼女
らの普段の生活に関心を寄せて探索していきたい。診察室外での様子，たとえ
ば待合での患者を観察してみるとよい。持ち物，ファッション，読んでいる本
や漫画，聴いている音楽など，着目する材料は豊富にあるはずだ。そこから会
話を拡げるなどして見出したものを現実 Ex の手続きに取り入れ，行動活性化
として機能させていくのである。

　こういった作業を進めていく中で，患者がポジティブ感情をどうとらえてい
るかについて話し合うこともできる。感情制御困難（AD）はネガティブ感情
においてのみ問題となるのではない。ポジティブ感情が生じるや否や，強い不
安に襲われる患者もいる。油断したり気を緩めたりすることが，即座に生命の
危険につながるような状況下にかつて置かれていたためである。ポジティブ感
情をあるがままに味わうことができるようになれば，感情体験そのものに対す
る回避が弱まり，感情調整能が育ってくる。拠り所にしてきたものが，治療前
も治療中も彼ら彼女らを支えてきたことに気づいてもらうことが，人生の連続
性を構築していく一つのきっかけとなることもある。以下に，症例 A への具
体的な対応例を示す。

〔PE セッション２〕

不安階層表の作成。AはミュージシャンVのファンであり，被害の渦中においても自室でVの音楽を聴いては勇気づけられてきた。リマインダーへの曝露に加えて，毎回Vの曲を聴いてくることを現実Exの課題とした。課題設定時にはその曲がどういう曲なのか説明してもらい，治療者もYouTubeでその曲を聴いておくことを約束した。

〔PE セッション５〕

ちょうど治療終結予定日近くにVのライブが当地で開催されることがわかった。ライブに行くためには，人混みの中で長時間滞在する力を身につける必要がある。ライブに行くことを大目標の一つとして設定し，課題を細分化して現実Exを進めていくとともに，治療回数が有限であることの意識づけも狙った。

想像エクスポージャー

CPTSD患者に想像Exを行う際に最も注意すべきはオーバーエンゲージメントや解離であろう。結局のところ，この技法における論点は，感情制御困難（AD）を抱えるCPTSD患者のエンゲージメントをいかに適切に調整できるかである。しかし，やはり現実Exと同じく，CPTSDだからといって手法を大きく修正することはない。想像ExはPEの中核をなす技法であり，これを改変するとPEがPEではなくなってしまう。また前提で述べたように，エンゲージメントの調整スキル（例：氷を握りながら，ぬいぐるみを抱えながら，立ちながら・歩きながら語る，対話形式で語る，筆記曝露を用いるなど）については，CPTSDに限らずともPE治療者たちがすべてのケースにおいて，あの手この手の工夫を行っているはずである。

ここでは，開眼か閉眼か？　を例にとって，CPTSDとエンゲージメント調整について考えてみたい。原法ではセッション３において，閉眼して初回の想像Exを開始することとなっている。しかし，CPTSD患者にはADがある。治療者は，CPTSD患者に対しては原法を修正し，初回は開眼で想像Exを開始するよう教示すべきだろうか？　筆者はこのアイデアについてCTSAの指導者に質問したことがある。「勧められない。第一にPEのエビデンスはマニ

ュアルを遵守するからこそ活かすことができる。最初から開眼を教示すること
はマニュアルからの逸脱になる。第二に，そうすることで初回から閉眼でトラ
イするという機会を治療者が同意なく奪うことになる。これは患者の力を治療
者が信じていないということだ」というのが返答であった。PE は徹底したデー
タ解析により，さまざまな場面で治療者が選択すべき臨床判断が定められて
いる治療プログラムである。すなわち，この臨床疑問——開眼か閉眼か——に
対する回答は，CPTSD 患者を対象とした比較試験を行うことでしか得られな
い。現時点での筆者は，以下の方針をとっている。

1. 最初は閉眼で開始。
2. 開始前に「あなたの状態を見て，最適な強度となるように私がガイドし
   ます」と付け加える。つらければ目を開けてよいとは言わない。
3. 開始後オーバーエンゲージメントになっているようであれば，通常の
   PTSD ケースよりも早めに介入する。介入した際には「失敗」と印象づ
   けないように配慮する。

　想像 Ex 中の声かけの工夫についても述べておきたい。特に序盤のうちは，
声かけが優しい声色になるように心がけている。閉眼することで，彼ら彼女ら
は文字通り暗闇の中でトラウマ記憶と向き合う。治療者の声かけは，暗闇の中
にいる彼ら彼女らをガイドする灯台の光となるのだ。想像 Ex 終了後は，その
達成を労い，勇気を称賛する発言を普段より多めに入れることも意識する。こ
れらの工夫は，セッション中よりもむしろ録音聴取課題のときに活きると感じ
ている。実際，「録音を聞く課題は本当につらかったが，録音に入っている先
生の励ましの声を頼りにこの課題を乗り切った」との感想を聞くことも多い。
　もちろん，馴化が進めば治療者の関与を徐々に弱めていき，患者が独力で想
像 Ex を完遂できるように導いていくことは言うまでもない。想像 Ex は AD
の改善に直接的に寄与すると考えられ，CPTSD においても治療者が最も力を
注ぐべき技法であると考えている。

プロセシング

　PE はマニュアライズドされた心理療法プログラムである。それぞれの技法
について，治療原理の説明法，技法の導入開始時期，実際の手順，宿題の割り

つけ方などが明確に定められている。そんな中で，ある程度の説明はなされているものの，唯一ブラックボックス化されているのがプロセシングである。ちなみに，PE のワークショップでは，PE では認知再構成を行わないと教えられる。通常プロトコルに認知再構成法を加えても増強効果がなかったという研究がその根拠である。筆者は認知療法から認知行動療法の訓練を開始したが，認知療法の立場から眺めると，プロセシングでなされている作業は認知再構成そのものであると感じたため，当初はかなり面食らった。根拠となった論文やCTSA スタッフからの説明などを総合すると，CTSA が想定する認知再構成とは，ワークシートや治療日誌なども用いた，いわば「ゴリゴリの認知介入」を指しているようだった。一方，プロセシングで想定される作業とは，治療者が「押す」要素を可能な限り削ぎ落としたものととらえるとよいだろう。たしかに想像 Ex の施行を重ねると，治療者が認知的な介入を意識せずとも，患者を苦しめていた非適応的認知が自然に変容していくことも多い。筆者がCTSA スタッフからプロセシングについて直接指導を受けた際も，繰り返し言及されたのは，治療者は可能な限り患者の自発的な発見による認知の変容を誘導するように心がけるべきであるということであった（ただ，認知療法の認知再構成においても，まさにそれこそが理想的な手続きであるため，さらに話が混乱することとなる。ともあれ，プロセシングと認知再構成の異同について詳述するのは別の機会としたい）。

　さて，では CPTSD の場合はどうだろうか。やはりほかの技法と同じく，まずは通常の PE と同じ手続きを進めればよく，インデックス・トラウマとした出来事の直接的な処理については，特別なことを行う必要はない。しかし，治療が進むにつれ，はっきりとその姿を表してくる認知がある。否定的自己概念（NSC）である。CPTSD 患者のトラウマは，典型的には複数で年単位におよぶ。想像 Ex はこれらのトラウマを 1 つ（多くとも 2 つ）のインデックス・トラウマに絞り，さらにその出来事の時間軸を極限までクローズアップして処理を進めていく。一方でトラウマ体験のみならず，年余にわたる後遺症がもたらす否定的な出来事の積み重ねによる頑強なスキーマが NSC を形作っている。つまり，NSC にアクセスするためには，患者の人生をロングショットで俯瞰する作業も必要なのである。では，そのためにはどのような治療戦略があるだろう

か。一つの手法が，自らを脆弱だと考えている彼ら彼女らが一貫して保持して
きた強さをプロセシングにおいて見出すというものである。

〔セッション8・プロセシング〕

（セッション開始日の朝，Aは治療者に電話をかけてきていた。内容は予約時間の
確認であった）

　　　──プロセシングを開始して5分経過──

Th：さて，ほかに何か言っておきたいことはありますか？

Ａ：あの……。先生，今日午前中に電話したじゃないですか？

Th：はい。予約時間の確認をしてくれましたね。

Ａ：……。あれ，本当はセッションをキャンセルしようと思っていたんです。

Th：そうだったんですか。

Ａ：でも，電話しているうちに，やっぱり行かなきゃと思って。

Th：やっぱり行かなきゃってなった理由について，もう少し詳しく聞かせて
　　もらってもいいですか？　どんな感じだったんですかね？

Ａ：よし，キャンセルするぞ，と思った瞬間に，「頑張れ自分」っていう言
　　葉が浮かんできたんです。

Th：「頑張れ自分」ですか。ん？　それって，前も聞いたことがあるように
　　思います。（記憶をたどる）あ，初診のときでしたね。私が「よく頑張っ
　　て受診されましたね。怖かったでしょう？」と聞いたとき，「『頑張れ自
　　分』って気合を入れてきました」っておっしゃったことを覚えています
　　よ。

Ａ：なんかもういいや，もう死んでもいいやみたいになって追い詰められた
　　ときに，出てくるんです。中学のとき，もう死ぬしかないと思ったとき
　　にも何度か出てきました。

Th：Aさんって，自分は弱くて情けないクズだってよくおっしゃいますよ
　　ね。複雑性PTSDの方には「否定的自己概念」といって，自分が弱く
　　て価値のない人間だっていう考えが拭えない症状があるって，何回か説
　　明したかと思います。

Ａ：はい。この治療で，少しずつ，自分も頑張れるんじゃないかとは，ほん
　　のちょっとですけど，思えるようにはなっていますけど……。昔はひど

かったです。毎回書いてくる，うつのアンケート（BDI-Ⅱ）の選択肢に「落伍者」ってあるじゃないですか。あれ，まさに私のことだなって思います。

Th：（少し間を置く）ちょっといいですか？　今からある人のことをお話するので聞いてください。中学時代に，本来なら自分を守ってくれる人から暴行被害，性被害，数え切れないほど多くの被害に遭っていたとき……。同じような被害に遭って，命を絶った人だっていると思います。傷つけられるかもしれない覚悟で意を決して精神科を受診したとき……。しんどい思いをすることがわかっている PE セッションの日……。そこから逃げ出したって誰も責めませんよ。だけど，絶体絶命のピンチのたびに，その人は信じられないような力を振り絞って生き延びてきた。

A：……。

Th：この人を知っていますか？

A：（うなずく）

Th：この人は弱い人でしょうか？

A：（涙を流しながら首を振る）

Th：A さん，たしかに PE のセッションを重ねるにつれて，どんどん変わってきておられると思います。すごいことです。だけど，あなたには PE を始めるずっと前から，一貫した強さがあると感じます。だから，あなたはこれまで生き延びてきたんです。

A：（涙を流し言葉にならない）今は……よくわかりません……。

Th：今は心から信じられなくてもいいです。今話し合ったことを心のどこかに入れておきながら，想像 Ex の録音を聞いていただけますか。

　まず，このやりとりを読んでどう感じただろうか。言葉の選択も含めて，治療者の技量が洗練されていないと感じるかもしれないし，ところどころやや「押し気味」であるとの印象をもつものもいるだろう。一方で，プロセシングにおいては，治療を大きく前進させる絶好のチャンスが，一連の治療を通じて数回は訪れる。このチャンスを逃さず捕らえることである。特に CPTSD 患者の場合は，ノン・アサーティブな対人交流様式（DR）から，治療者に対して

もなかなか思っていることを主張できない場合もある。そんなときは治療者が少し背中を「押す」ことが許容される場面もあると考えている。

　本題に戻る。想像 Ex を繰り返すことにより，失われた記憶は部分的であるにはしても少しずつ取り戻され，バラバラになった人生の出来事のピースが輪郭を帯びてくる。治療前から存在する一貫した強さを自覚することが，それら人生のピースを紡ぐ縦糸となるのだ。人生のタイムラインが整理されることで，彼ら彼女らは自らの人生を直視し受け止め始める。それを目の当たりにすることで，治療者もまた患者の強さをより信じることができるようになるはずである。クローズアップとロングショット，PE におけるプロセシングは，そのどちらも扱うことが可能である。特に CPTSD においては両者を行き来し，想像 Ex の効果を最大限に高めたい。これこそがプロセシングであり，筆者の考える認知再構成である。

トラウマ処理後の抑うつ

　PE によってトラウマ処理が成功し，バラバラになった人生のピースが整理されたとき，CPTSD の患者たちはこれまでの歩みを直視することになる。喪ったもの，奪われた機会，取り戻せない時間を目の当たりにして，彼ら彼女らは愕然とすることになる。それが訪れるのは PE 終盤かもしれないし，祝祭感を抱きつつ PE を終結した直後かもしれないし，終結から数ヵ月以上経過したフォローアップ期間中かもしれない。このとき，患者には強い抑うつが生じる可能性がある。「PE は無意味だった」といっときは絶望するかもしれない。この展開を治療者は予期し，決して動揺しないようにしたい。

　多くの場合，特別な介入をする必要はない。患者が感じる怒り，喪失感，悲しみ，それに伴う認知を承認し，共感的に対応することを心がけてほしい。そうすることで，この一時的な感情の波は自然に流れていくことが期待される。

PE 終結後のフォローアップ

　PTSD は PE などのトラウマ焦点化認知行動療法により症状が劇的に改善することも少なくなく，再発率も低いことがわかっている。筆者の自験例でも，トラウマ受傷前の健康度が比較的高かった患者であれば，PE を終えてからほ

どなくして治療自体を終結できることも多い。一方でCPTSDの場合はこの限りではない。たとえば症例Aのような児童青年期における虐待サバイバーのケースでは、加害者と被害者といった極端な対人関係が主な交流パタンであったため、基本的な対人交流スキルが身についていない場合が多い。PEのプロトコルにはアサーション訓練などは含まれていないこともあり、たとえPEを成功裏に終えたとしても、DSO症状の一つである対人関係の困難（DR）という課題が残されていることが多いのである。PE終結後には対人関係の変化も起こりうる。たとえば、パートナーが否定的自己概念（NSC）を維持させるような働きかけ（例：患者に人格否定発言を繰り返す）を患者に行っていた場合、関係性が変化したり、場合によっては患者が別離を決断したりすることも起こりうる。そんなときにはパートナーとのやりとりについて支持的に見守りつつ、アサーション訓練や行動実験を促していく必要があるだろう。

　ほかによくみられる問題としては、社交不安症状や身体感覚過敏（body sensations）がある。認知行動療法のスキルとしては、たとえば前者に対しては注意訓練と行動実験が、後者に対しては身体感覚曝露などが有効である。筆者はこれら残された課題に対して追加セッションを行うことがあるが、このときに、すでにPEを終えていることのメリットを実感することができる。患者にはPEの経験があるため、認知行動療法の原理原則が身についている。そして、何をするにもつきまとっていたPTSD／DSO症状が改善しているため、残された課題に対する認知行動的な技法の円滑な導入が可能なのである。トラウマ処理の前に十分な準備を行うという段階的治療が必ずしもすべてのケースにふさわしいとは言えない理由がここにある。

　さて、CTSAでは、PEが終結した患者は原則として地域の治療者に逆紹介されるとのことである。翻ってわが国、特に医療の場ではどうだろうか。PTSDの治療技術をもつ治療者は現場に必ずしも多くなく、同じ医療施設で治療が続行されることが現実的には多いと考えられる。精神科医がPE施術者であった場合は、PE終結後も主治医として一般外来でのフォローを続けることも多いだろう。一般外来では、これまでのような密なかかわりは望めない。前述したようにPE終了後もおそらくDRは残存しているため「先生が冷たくなった」などと患者が落胆するリスクにも気を配りたい。筆者はPE最終セッシ

ョンの際「これからはこれまでのように一般の外来でお会いすることになります。患者さんが多い日だと診察時間が短くなることもあります。私が冷たくなった，もう自分のことはどうでもいいのだ，などと思われる方もいらっしゃるようです」「そんなふうに感じたときは，ぜひその思いを私に教えてくださいね」などと伝えるようにしている。

おわりに

　本章では，CPTSD に PE を用いるうえで遭遇する難所と，それに対する具体的な対処法について述べてきた。CPTSD に対応するためには，PE におけるそれぞれの技法をいっそう洗練させることに加え，PTSD にとどまらない認知行動療法全体の，さらには認知行動療法外の知識や技術の総動員が必要であると考える。字数に限りがあるため詳述しないが，筆者がCPTSD に PE を行う際に，必要に応じて組み入れる技法や参考とする理論について箇条書きしておく。

- ・CPTSD 患者は，出来事基準には満たずともスキーマに根深い影響を与えたと考えられる出来事を経験していることがある。心理的虐待（例：「おまえなど産まなければよかった」と母親から罵倒される）がその一例である。この場合，パーソナリティ障害や社交不安症などでよく用いられる技法であるイメージの書き換えの適用を考慮してもよい。ただし，イメージの書き換えは想像 Ex とは異なる手続きであるため，筆者は一連の PE でなされる作業がほぼ終了したあとの最終仕上げとして当技法を用いている。
- ・複雑化した悲嘆が病理の一部分となっている（例：迫害者に囲まれて生きてきたが，ただ一人，亡き祖母／祖父のみが自分の理解者であった）のであれば複雑性悲嘆の心理療法（Complicated Grief Treatment：CGT）の知識が役に立つし，必要であれば技法の適応を考慮してよい。
- ・温かい治療関係を保ちながら患者の人生をロングショットで俯瞰するといった作業がいかにアウトカムに結びつくかを体験的に理解するためには，対人関係療法を学び，実践することを推奨したい。

・PE 継続には数々の困難が伴う。DSO 症状を抱える CPTSD であればなおさらのことである。治療継続率を高めるためには，動機づけ面接のスキルを磨くことが役に立つだろう。

・CPTSD には解離がつきものである。解離という現象を認知行動療法とは異なる角度から解釈する理論として，構造的解離理論が役に立つと感じている。

　PE はシンプルな構造であるがゆえに，技法の組み込みなどの応用が効きやすい。しかし，あくまで PE の構造と文脈に矛盾なく組み込む必要があり，屋上屋を架すかたちにならないように注意したい。PE の原則から逸脱することで治療効果を減弱させてしまうリスクがあるし，患者・治療者双方にとって治療原理がわかりやすいことがこの治療プログラムがもつ大きな長所の一つであるからだ。本章ではモデル症例を用いて，筆者が積み上げてきたノウハウについて具体的に説明することを試みた。やりとりの内容も，苦心しながら行っている普段の臨床風景を美化せず可能な限り再現したつもりである。本章を叩き台とすることで，読者の日々の臨床に役立つことがあるとしたら，そして，過酷なトラウマ体験とその後遺症を抱えながら生き延びてきた CPTSD 患者の一助になることができたとしたら，望外の幸いである。

〔文　献〕

Arntz A（2012）Imagery rescripting as a therapeutic technique: Review of clinical trials, basic studies, and research agenda. *Journal of Experimental Psychopathology* 3: 189-208.

Asukai N, Saito A, Tsuruta N et al（2010）Efficacy of exposure therapy for Japanese patients with posttraumatic stress disorder due to mixed traumatic events: A randomized controlled study. *J Trauma Stress* 23: 744-750.

飛鳥井望（2019）「複雑性 PTSD の概念・診断・治療」『精神療法』45: 323-328.

デイビッド・H・バーロウ他（伊藤正哉・堀越勝訳）（2012）『不安とうつの統一プロトコル：診断を越えた認知行動療法　セラピストガイド』診断と治療社

Cloitre M, Courtois CA, Ford JD et al（2012）The ISTSS Expert Consensus Treatment Guidelines for Complex PTSD in Adults.（https://www.istss.org）

Craske MG, Barlow DH（2006）*Mastery of Your Anxiety and Panic: Therapist Guide. 4th ed.* Oxford University Press.

de Jongh A, Resick PA, Zoellner LA et al (2016) A critical analysis of the current treatment guidelines for complex PTSD in adults. *Depress Anxiety* 33: 359-369.

エドナ・B・フォア，エリザベス・A・ヘンブリー，バーバラ・O・ロスバウム（金吉晴・小西聖子監訳）(2009)『PTSD の持続エクスポージャー療法：トラウマ体験の情動処理のために』星和書店

Foa EB, Hembree EA, Cahill SP et al (2005) Randomized trial of prolonged exposure for posttraumatic stress disorder with and without cognitive restructuring: Outcome at academic and community clinics. *J Consult Clin Psychol* 73: 953-964.

ジョン・C・マーコウィッツ（水島広子監訳）(2019)『PTSD のための対人関係療法』創元社

ウイリアム・R・ミラー，ステファン・ロルニック（原井宏明監訳）(2019)『動機づけ面接（第3版）』上下巻，星和書店

Resick PA, Williams LF, Suvak MK et al (2012) Long-term outcomes of cognitive-behavioral treatments for posttraumatic stress disorder among female rape survivors. *J Consult Clin Psychol* 80: 201-210.

The Center for Complicated Grief: Complicated Grief Treatment Manual（https://complicatedgrief.columbia.edu/professionals/manual-tools）

van der Hart O, Nijenhuis ERS, Steele K（野間俊一・岡野憲一郎監訳）(2011)『構造的解離：慢性外傷の理解と治療』上巻（基本概念編），星和書店

第3章

持続エクスポージャー療法（PE）／トラウマフォーカスト認知行動療法（TF-CBT）の活用と工夫

Satomi Kameoka
亀岡智美

はじめに

2018 年 6 月に公表され，2019 年 5 月に世界保健機関（WHO）の世界保健総会で承認された ICD-11（International Statistical Classification of Diseases and Related Health Problems, 11th edition）は，2022 年 1 月に正式に発行される予定であり，現在各国が国内適用に向けて作業中である。複雑性心的外傷後ストレス症（Complex Post-Traumatic Stress Disorder：CPTSD）は，ICD-11 において，はじめて正式な国際診断基準に認められた疾患カテゴリーである。したがって，CPTSD の病態を適切にアセスメントするための信頼性の高い評価尺度や，効果的な治療法の検証などは，今後本格的に活発化するものと推察される。

とはいえ，CPTSD の病態自体はこれまでにも存在していたのであり，実際の臨床現場ではさまざまな工夫と対応がなされてきた。再体験症状・回避症状・過覚醒症状の 3 領域を中核とする従来の心的外傷後ストレス症（Post-Traumatic Stress Disorder：PTSD）への治療法は，すでに国際的に確立されており，わが国においても，成人を対象とした持続エクスポージャー療法

（Prolonged Exposure Therapy：PE）や児童青年を対象としたトラウマフォーカスト認知行動療法（Trauma-Focused Cognitive Behavioral Therapy：TF-CBT）の効果が実証されている（Asukai et al, 2010；Kameoka et al, 2020）。したがって，CPTSD治療の最も工夫すべきところは，自己組織化の障害（Disturbances in Self-Organization：DSO）といわれる，感情制御困難・否定的自己概念・対人関係障害などの症状への対応ということになる。

　本章では，これまでに報告されているCPTSD治療における臨床上の配慮事項，TF-CBTとPEの治療の概略，現段階で判明しているCPTSDへの治療効果をまとめたうえで，これまで筆者が実践してきたCPTSD症例へのTF-CBTやPEの実際を紹介する。

臨床上の配慮事項

　CPTSDへの治療においては，まず治療関係を構築し，治療の枠組みを確立することが何よりも大切であるが，同時にそれは最も困難なことでもある。慢性反復性に複数の被害を受けてきたクライエントは，安全なアタッチメントの対象が存在しなかったり，アタッチメント・システムが機能していなかったりすることが少なくない。また，繰り返し裏切られたり支配されたりした経験は，新たなる対象との信頼関係を構築する際の大きな障壁となる。それだけに，治療を開始し継続していくためには，クライエントのニーズを的確に把握し，治療の動機づけを高めることが必要不可欠となる。

　国際トラウマティック・ストレス学会（International Society for Traumatic Stress Studies：ISTSS）の治療ガイドライン（Forbes et al, 2020）は，系統的レビューの結果から，多成分療法（multicomponent therapy）をはじめとする段階的（phase-based）アプローチの有効性を示唆している（Melton et al, 2020）。また，青少年に対しては，いくつかの構成要素を組み合わせたモジュラー式のアプローチ（modular treatment）を推奨している（Weisz et al, 2012）。その中では，クライエントの安全を確保することや，利用可能なリソースを強化し自己調節能力を高める介入が求められている。次に，ガイドラインに挙げられている，治療を提供するにあたっての課題や配慮事項を紹介する（Forbes et al, 2020）。

（1）治療期間や治療速度の柔軟性

　治療期間は，クライエントの症状の重症度によって大きく異なるが，CPTSD の治療過程では，治療を中断させるような危機が頻繁に出現したり，そのために，当初に共有した治療目標があいまいになったりすることが少なくない。したがって，トラウマに焦点化した認知行動療法の基本構造を維持したり，一定の治療速度を守ったりすることができなくなることも多々認められる。クライエントは，強い恐怖や不安，恥の感情などを抱いているために，治療者と新しい作業を始めることに躊躇するかもしれないし，低い自尊感情などの否定的な自己認知のために，些細な出来事で大きく混乱し，すぐにあきらめたり立ち止まったりしてしまうかもしれない。

　それだけに，治療を急ぎすぎることがないように注意し，クライエントのペースで進めていくことが大切である。また，危機や行きづまりが発生した場合には，まずクライエントの安全を確保し，さまざまな感情への気づきと表出を促し，その感情が妥当なものであることを繰り返し保障しながら，新たな対処スキルの習得をサポートしていく作業が求められる。

（2）治療の焦点を維持する

　CPTSD における治療の焦点は，過去のトラウマ記憶を処理することと，現在のストレス要因や日常生活上の問題に対応することである。通常は，現在の問題に焦点を当てて対応することが優先されるのだが，CPTSD の病態では，過去のトラウマの影響が現在の生活に大きな影響を及ぼすため，日常生活に潜在するリマインダーやトラウマ症状，さらには過去のトラウマに関連した感情・思考・行動パターンをクライエントがよく理解できるように支援することが不可欠となる。したがって，過去に焦点化することと現在に焦点化することは競合するものではなく，過去と現在を行きつ戻りつしながら，補完的に進めていくことが重要であるとされている。

（3）解離への対処

　CPTSD のクライエントには，程度の差はあれ，解離症状が認められることが少なくない。しかし，重篤な解離は治療の大きな障害となる。言うまでもな

く，解離は，クライエントが過去の過酷な体験を生き延びるために身につけてきた術であるから，それを手放すことは容易ではない。しかし，PE や TF-CBT のような曝露を伴う治療に臨む際に，過去のトラウマ記憶に向き合おうとするたびに解離が生じていたのでは，治療が停滞するどころか，治療を進める意味がなくなる。クライエントには，ここのところを十分理解してもらう必要がある。そのためには，解離のメカニズムをクライエントにしっかりと心理教育することが不可欠である。

そしてまず，PE や TF-CBT を開始する前に，現在の生活に焦点を当て，解離の引き金となるリマインダーを探し出し，解離を引き起こす苦痛な感情状態に目を向ける必要がある。もちろん，この作業はクライエントにとってはできるだけ回避したいものであり，一人で孤独に取り組める作業でもない。だからこそ，ここでも，安全な治療環境の中で，治療者とともに現在と過去とを行きつ戻りつしながら，できるだけ感情表出を促し，どのような感情であっても妥当なものとして保障していく作業が欠かせない。そのうえで，もうすぐ解離しそう，とか，今自分は解離しているかも，という感覚（周囲の音が遠のく，視野が狭まる，手足がしびれるなど）にクライエント自身が気づけるように促し，解離が引き起こされる状態を避けるのではなく，気づきを高めながら，グラウンディングなどの方法を使ってコントロールできるようにサポートすることが大切であるとされている。

（4）支援者／治療者の連携

CPTSD のクライエントは，慢性疼痛や婦人科疾患，その他のさまざまな身体健康不全を抱えていることが多い。そのため，複数の治療機関がかかわっていることがある。また通常，子どもであれば，学校や地域の支援機関，大人であれば，生活を支援してくれるさまざまな職種の人たちが，一人のクライエントにかかわっている。これらの機関や支援者がそれぞれ独自に支援を展開すると，支援方針に矛盾が生じ，支援が「サイロ化」する恐れがあることが指摘されている。

特に，これまでの人生のほとんどがトラウマとなりうるような出来事に満ち満ちていた CPTSD のクライエントにとって，些細な齟齬や矛盾は，過去の理

不尽な出来事を想起させるリマインダーとなってしまうこともある。それだけに，支援者が協力し合って，同じ目標に向かってクライエントを支援しているのだということを，治療の全過程で常に明確にしておくことが最善の方法であるとされている。

（5）現在の生活の危機への対応

CPTSD のクライエントは，家庭の内外での対人トラブルや暴力，事故，身体疾患，大切な人の死など，トラウマとなる出来事を含むさまざまな生活上のストレスに，継続的にさらされている可能性が高い。しかも，CPTSD のクライエントは，これらのトラウマやストレスにあまりにも慣れてしまっているために，危機を「危機」として認識していない場合もある。

このような場合は，過酷な状況をたった一人で生き抜くしかなかったクライエントに，危機に対する困り感，不安や恐怖などのさまざまな感情を表出する場を与え，それらを治療者と共有することで安心感が高まることを実感してもらう必要がある。そのうえで，危機に対応するスキルを強化していくのである。

クライエントは，現在の危機に対しても，過去の過酷なトラウマを体験したときと同様に反応してしまい，状況をよりいっそう混乱させてしまっている場合もあるし，自分ではそうとは気づかないままに，その状況に当然の対応（誰でも同じ状況ではそうするだろう対応）をしている場合もある。いずれにせよ，このようなクライエントの「努力」に対して公平に光を当てながら，「自分は何とか対応していける」という自信やコントロール感を高めていけるようなサポートが不可欠である。

（6）治療同盟

CPTSD のクライエントは，共通の目標に向かって誰かと一定期間協働し，目標を達成するという作業に不慣れなことが多い。またクライエントは，過去の傷つき体験や裏切り，トラウマと関連する対人関係のダイナミクスから生じる再体験や再演を治療の場で展開してしまうことによって，治療関係が危機にさらされることもよくある。

これまでのクライエントであれば，ここで対人関係が決裂してしまうか，支

配－被支配の関係に陥って搾取されるか，というような経過を辿るところであろうが，治療の場では，そうならない安全な関係があるのだ，ということを実体験してもらうことが大切になる。治療者は，あくまで，「今ここで」展開していることが，クライエントのトラウマ反応によるものであることを指摘し，そのメカニズムを振り返り，クライエントの気づきを高め，自分で対応できるようにサポートする。

　治療経過を通して，このような作業を繰り返すことが，クライエントの自信とセルフ・コンパッション（Self-Compassion）を強化すると考えられている。治療の場では，誤りや間違いなど自分の弱みをさらけ出しても攻撃されたり搾取されたりすることはないこと，どのような状況でも治療者は境界線（boundary）を踏み越えたりクライエントに危害を加えたりしないこと，一時的に危機的状況が生じたとしても何とか対応していけることを示し続けることが，クライエントにとってもよいロールモデルとなり，自己制御能力を高めることにつながると考えられているのである。

複雑性 PTSD への治療効果と治療の概略

　筆者は，ペンシルバニア大学不安症治療研究センターの認定 PE セラピストとスーパーバイザーの資格を有しており，TF-CBT の日本地域の認定トレーナーでもあるため，日頃の臨床では，成人の PTSD に対しては PE を，児童青年の PTSD 関連障害に対しては TF-CBT を実施するのが常である。ここでは，TF-CBT と PE の治療の概略と，現段階で判明している CPTSD への治療効果をまとめておく。

（1）TF-CBT

　ローワン大学子ども虐待研究教育サービスセンターの Deblinger と，アレゲニー総合病院精神科児童青年期トラウマティック・ストレスセンターの Cohen と Mannarino によって開発された治療法である（Cohen et al, 2017）。子どものトラウマ関連障害への第一選択治療法として国際的にその効果が確立されており，ISTSS の最新のガイドラインにおいても，強力に推奨される治療

として紹介されている（Forbes et al, 2020）。また，わが国においてもランダム化対照試験によってその有効性が検証されている（Kameoka et al, 2020；亀岡・飛鳥井，2021）。TF-CBTは，子どものPTSD症状のみならず，トラウマに関連したうつ症状や不安症状・行動上の問題・性的逸脱行動・恥の感情・信頼感・社会生活能力などを改善することが報告されている。また，養育者の抑うつ感情やPTSD症状・その他の心理的苦悩の軽減や親機能の向上にも効果が認められている（Cohen et al, 2017）。

①CPTSDへの治療効果

もともとTF-CBTは，CPTSDの病態を呈しやすい性的虐待を受けた子どもとその養育者（非加害親）を対象に開発されたプログラムである。したがって，これまで報告されている臨床試験にも，多くのCPTSDの病態を有するケースが含まれると考えられている。先述のように，現在のところ，児童青年のCPTSD評価のために利用できる尺度はないし，児童青年を対象としたCPTSDの治療研究もないために，データの二次解析により，PTSDとCPTSDを分離しようとする試みがなされている。

たとえば，さまざまなトラウマ体験を有するPTSDの児童青年を対象とした，TF-CBTのランダム化対照試験（Goldbeck et al, 2016）のデータを使用した事後解析では，いくつかの尺度から抽出した項目を使用して，PTSD群とCPTSD群を分離している（Sachser et al, 2017）。解析の結果，PTSD群もCPTSD群も，ともにTF-CBTによって症状の改善が認められており，治療への反応性の差は認められなかったが，CPTSD群は，PTSD群よりも，治療の開始時でも終了時でも症状の程度は強かったことが報告されている（Sachser et al, 2017）。これは，ほかの小児疾患でも，より重篤な臨床症状を有する子どもでは，エビデンスに基づいた治療によって症状が改善しても，症状が軽かった子どもと比べて，治療終了後もなお症状が残存する傾向があることと同様であると考えられている（Forbes et al, 2020）。

②治療の概略

TF-CBTは，PEを子ども向けに修正するとともに，さまざまな治療技法を取り入れて構成される複合的なプログラムである。対象は3歳から18歳で，トラウマを体験しトラウマ関連症状に苦しむ子どもと主たる養育者（子ども虐

待ケースでは非虐待親）である。毎週１回，約 50 ～ 90 分（子どもセッションと親セッションに同等の時間を割り当てる），８ ～ 16 週の構造化された枠組みで実施される（Cohen et al, 2017）。

　トラウマ記憶に向き合う前に，さまざまなスキルを習得する要素（トラウマの心理教育，ストレス・マネジメント，感情表出と調整，認知コーピング）に取り組むことで，PE よりもさらに段階的にトラウマ記憶に向き合えるように工夫されている。子どもがトラウマとなるような出来事を体験するとき，その養育者も強いストレスあるいはトラウマを体験していることが多い。そのため，養育者も治療に参加し，子どもと同様のスキルを学ぶことにより，養育者自身のストレス対応能力やトラウマ症状を示す子どもへのペアレンティングスキルの向上を目指す。

　プログラムの中盤で，子どもはトラウマとなる出来事の記憶を何らかの形で表出し（語る，作文，描画，詩など），そこで表出された非機能的認知を修正していく，トラウマナレーション＆プロセシングの段階に入る。TF-CBT では，PE のように曝露に重点を置くのではなく，子ども自身が機能的認知に気づけるように支援していく。通常の CBT で使用されるソクラテス式問答などの技法のほかに，ロールプレイやデモンストレーションなどを多用し，子どもの自然な認知の修正を促す。

　終盤では，親子合同セッションがもたれ，完成したトラウマナレーションを親子で共有し，トラウマに関する親子のコミュニケーションの強化を図る。TF-CBT では健康で開かれたコミュニケーションを促進するようにデザインされている。そして，将来の安全と発達の強化として，これまで習得したスキルを統合し，子どもが本来の発達力を取り戻し，プログラム終了後にも習得したスキルを実践し続けることができるように支援される。

　TF-CBT では治療全体のバランスも大切にされており，通常は，スキルを習得する段階，トラウマナレーション＆プロセシングの段階，将来に向けての段階が，それぞれ治療全体の３分の１ずつの割合になるように構成されるが，CPTSD のケースでは，最初のスキル習得の段階により多く配分するように推奨されている（図 3-1）。開発者らによると，CPTSD のケースでは，玉ねぎの皮を少しずつ剥いていくように慎重にプログラムを進めながら，クライエントと

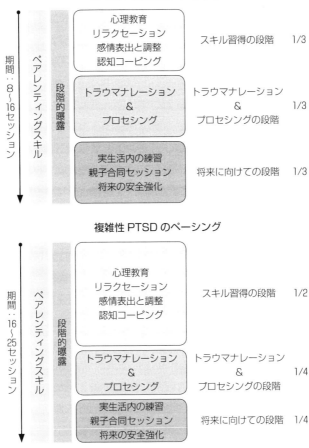

図 3-1　TF-CBT の各段階のペーシング（Cohen et al, 2012 より筆者が翻訳）

の信頼関係を構築していくことが大切であるとのことである（Cohen et al, 2017；亀岡・飛鳥井，2021）。

(2) PE

ペンシルベニア大学不安症治療研究センターの Foa ら（2007）により開発された治療法である。PTSD に対する治療モデルとして，数十年にわたる歴史を有し，その有効性が裏づけられている。また，ISTSS の最新のガイドラインに

おいても，強く推奨される治療法として挙げられている（Forbes et al, 2020）。わが国においても，予備的非対照試験やランダム化対照試験において，成人のPTSDへの有効性が実証されている（Asukai et al, 2010；飛鳥井，2015）。さらに，PEは，2016年4月より医師による保険診療の適用となっている。

①CPTSDへの治療効果

PEは，当初は従来のPTSDを厳密にアセスメントしたうえで実施することが推奨されていた。したがって，当然のことながら，単回性のトラウマとなる出来事を体験し，従来のPTSD3症状（再体験症状，回避症状，過覚醒症状）を有するクライエントに適用されることが多かった。しかし，プログラムが普及し成熟するにつれて，配偶者間暴力（Domestic Violence）などの慢性反復性の対人間トラウマを有するPTSD症例にも実施されるようになった（Forbes et al, 2020）。

また，DSM-5でPTSDの診断基準が見直され，解離を伴うサブタイプが分離されたが，近年，解離を伴うサブタイプにおいても，PEの効果が認められたとする報告がなされている（Burton et al, 2018）。これは，解離を伴うタイプはPEに反応しにくいとする，従来の研究結果を覆すものである。

さらに，物質使用障害（Substance Use Disorder）とPTSDの併存例に対してPEを用いる治療モデル（Concurrent Treatment of PTSD and Substance Use Disorders Using Prolonged Exposure：COPE）も報告されている（Ruglass et al, 2017）。COPEは，動機づけや物質使用障害に対するCBTに，PEのイメージ曝露や実生活内曝露を実施するという併用療法（combination treatment）の一つであり，物質使用障害の再発防止療法群と積極的モニター群とのランダム化対照試験で，有意にPTSD症状を改善していた。この研究では，CPTSDの診断評価はなされていないものの，COPEで使用されている「レイヤード（layered）」の技法（たとえば，感情調整を改善し，次にそのスキルを使ってトラウマ記憶のプロセシングを促進し，対人関係や社会性を改善するなど，さまざまな技術を重ね合わせて用いること）は，CPTSDの治療につながる革新的なものであるかもしれないとされている（Forbes et al, 2020）。

②治療の概略

PEは，1回約90分，週1〜2回，合計8〜16セッションの個別面接で構

成される。心理教育や呼吸法などの要素のほかに,「イメージ曝露」と「実生活内曝露」という技法によって,安全な環境においてトラウマ記憶に向き合うことを目指す。イメージ曝露は,トラウマ体験場面を繰り返し想起させ,そのときの身体感覚や感情・非機能的認知を表出するように励ましながら,繰り返し語ることで馴化を促す。実生活内曝露は,恐怖が惹起されるために回避している無害なリマインダーに向き合う(段階的曝露)ことで馴化を促す。このように過去のトラウマ体験時の恐怖に繰り返し直面する作業を通して,危険な過去と安全な現在とを区別し,非機能的な認知をよりバランスのとれた認知へと軌道修正していくのである(Foa et al, 2007;飛鳥井,2015)。PE によって,過去のトラウマ記憶が消去されるわけではないが,トラウマ記憶の想起が危険ではないと確認されることによって,それまでは異物として存在していたトラウマ体験が,その人の人生に統合されていくのである。

症　例

　CPTSD への TF-CBT や PE の適用について,筆者の臨床経験の中から印象に残る 1 例をそれぞれ紹介する。「印象に残る」のは,決してすんなり治療が進行した症例ではなく,悪戦苦闘の末に光が見えた,というようなケースだったからだと思う。また,それぞれの症例で,治療が危機にさらされたり,臨床判断を求められたりする瞬間が何度もあり,その時々に自分なりの工夫や判断をしてきたつもりなのだが,振り返ってみると,前述の「臨床上の配慮事項」が役に立っていたと考えられる。ちなみに,両ケースの経過中に,CPTSD が正式な診断カテゴリーに位置づけられたため,CPTSD の診断はあとづけでなされたものである。

　なお,それぞれの症例本人から(B は保護者からも)同意を得て紹介しているが,個人情報が特定されないように,治療に関係しない部分については細部に大幅な変更を加えている。

（1）TF-CBT 適用例
──身体的・心理的・性的虐待を受け CPTSD と診断された B

〔生育歴および現病歴〕

　生後間もなく B の両親は離婚し，B が小学生のときに，母は養父と再婚した。まもなく異父弟が生まれたが，その頃から母は B に，養父のことを「お父さん」と呼ぶように強要するようになった。養父を受け入れられなかった B は従わず，その後，母や養父に反抗するようになった。この頃から，母の B への身体的・心理的虐待が始まった。さらに，養父からの性的虐待が始まり，中学生になった B がそのことを開示するまで続いた。

　児童相談所が関与し，B は児童福祉施設に入所したが，その頃から B にはさまざまな問題が認められるようになった。たとえば，感情が不安定で些細な出来事で興奮して暴れる，「自分なんか死んだほうがいい」というのが口癖で，頻繁に自傷行為をする，施設でも学校でも同年代集団になじめず頑なに心を閉ざしているなどである。一方，母は性的虐待の加害者である養父と離婚はしたが，その後も連絡を取り合っており，B が自宅で生活することが困難な状態であった。

　B は精神科医療機関に通院するようになったが，処方された向精神薬を過量服薬しては入院する，ということを繰り返していた。このような経過の中で，B には PTSD 症状も認められることが判明し，筆者の勤務する医療機関に紹介されてきた。

〔TF-CBT 開始前の経過〕

　初診時，中学生の B は精神科病院に入院中であった。B は「心のケガを治したい」という強い意欲を表明していたが，侵入症状をはじめとする PTSD の諸症状が活発で，強い希死念慮が認められていたため，この段階ではトラウマ焦点化治療に導入することは困難な状態であると判断された。

　その 1 年ほどあとに再び受診した B には，解離性健忘や離人感，自傷行為が時々認められてはいたものの，安定した支持的な生活の場と理解のある養育者を得て，初診時よりもずっと落ち着いているように見えた。また B には，今なお強い治療意欲が認められていたため，筆者は，複雑性 PTSD モードの TF-CBT（図 3-1）に導入できると考えて，B や養育者と相談のうえ，TF-CBT

を開始することにした。そして，その第１回目のセッションの直前に，Ｂは致死的な自殺を図った。

　一命をとりとめたＢは，半年後に再び筆者のもとにやってきた。幸い，自殺企図による身体機能への影響はなく，Ｂは新たな精神科主治医との間に比較的良好な治療関係を築いていた。そして，学校の理解を得ながら別室登校をしたり福祉サービスを利用したりするなど，さまざまなリソースを利用できるようになっており，サポートシステムはさらに強化されていた。しかし，PTSD症状や解離性の幻聴は依然持続しており，Ｂは「症状がつらいので早く治療をしたい」と訴えた。

〔TF-CBT 導入前の確認〕

　TF-CBT の導入にあたって，治療者（筆者）は，Ｂや養育者とともに，前回の導入前になぜ自殺企図にいたったのかの振り返りを行った。「理由なんかない」とぼんやり答えていたＢだったが，治療者が「TF-CBT をやると決めた子の中にも，直前に急に不安になるという子は結構多い」と水を向けると，「TF-CBT の内容を説明されたが，はじめての体験なので，どんなことをするのかよくわからなかったし，果たして自分にできるのだろうかと不安だった」「不安な気持ちになると，『おまえなんかにできるわけがない』という幻聴が聞こえてきて，絶望的な気持ちになった」「治療もできないなら死んだほうがましだと思った」と述べた。また，養育者は「ちゃんと治療を受けられるかどうか心配だ」というＢの言葉を聞いていたものの，「治療前に治療者にこんなことを伝えたらいけないと思い，言わなかった」と述べた。つまり，治療に対するＢの自然な不安や心配を，治療にかかわる三者で共有できていなかったことになる。

　そこで，Ｂが抱いた感情が自然で妥当なものであることを保障したうえで，それを十分すくいあげることができなかった治療者の不注意を詫びた。そして，TF-CBT でも同様の作業（感情への気づきと表出）をしていくのであるが，死ぬほどの困難な状況で感じた気持ちを表現できたＢならば，TF-CBT のスキル習得は案外たやすいだろうという肯定的な見通しを示し，Ｂを強力にエンパワーした。その一方で，今回の自殺企図は，Ｂが本気で TF-CBT に取り組もうとしていたからこその帰結であることを共有し，困難な状況でも治療意欲を

失わない B に敬意を表した。そして，「一人で頑張ろうとしない。三人（B と養育者と治療者）で協力して TF-CBT を修了するまで生き延びよう！」を合言葉に，TF-CBT を開始することにした。

〔TF-CBT（スキル習得の段階）〕

TF-CBT の前半のスキル習得の段階では，できるだけ本人や養育者の意向を取り入れてセッションの進行のペーシングを行ったため，約 5 ヵ月間，8 セッションで実施した（通常は約 1 ヵ月，4 セッション）。進行中，ことあるごとに，進行ペースは適切か，B が無理をしすぎていないかを確認しながら進めた。心理教育，リラクセーションスキル，感情表出と調整，認知の三角形，ペアレンティングスキルなどの要素は，ほぼ定式通りに実施したが，次に述べるように，実生活の出来事に即してスキルを応用できるように配慮したため，必要に応じて順序を入れ替えたり，同じ要素を繰り返したりすることが多かった。

①日常生活の出来事を用いてスキルを習得する

通常の TF-CBT では，その週に起きた日常の出来事を過大に取り上げることはせずに，本来の治療構造を維持することが推奨されているが，一方，上級者向けには，治療構造を維持しながら，日常の困りごとを題材にして，スキルを習得させるという技法も用いられている。CPTSD のケースではよくあることであるが，B のケースでも，毎回のセッションに，日常生活で生じた「問題行動」が持ち込まれることが多かった。このような場合にも，できるだけ TF-CBT の治療構造を維持しながら，スキル習得につなげていくよう配慮した。

たとえば，「ある晩，B が自室で急に大声で泣き出したので，養育者が駆けつけてみると，B が教科書を破り投げ捨てて暴れていた。驚いた養育者が『何してるの！』と大声をあげて止めようとしたところ，B はさらに興奮して手がつけられない状態に陥った。仕方がないので『放置していた』ら，数時間後にやっとおさまった」というような出来事が，セッションの冒頭で報告されたことがあった。子どもセッションでこの出来事にまつわる気持ちの表出を促したところ，B は「この日の昼間に学校の先生から学習課題を出された。こんな難しい課題はできないのに，先生はそれがわかっていて私を困らせていると思った。夜になると，虐待されていたときの記憶がよみがえり，それと一緒に先生に『意地悪された』ことも思い出されて，もう勉強してもムダだと思い，教科

書を破いて泣いていた。そこに養育者がやってきて，私を『叱りつけた』。その後何が起きたか覚えていない」と述べた。治療者は，Bの絶望感やあきらめ，自責感などを十分表出させ，それらの感情が自然で当然なものであることを保障した。また，この出来事にはPTSDの侵入症状や否定的な認知という症状がかかわっていることを確認し，さらに，認知の三角形を使用して，教師がBに『意地悪をした』ことや，養育者がBを『叱りつけた』以外の可能性を吟味した。そして，解離性健忘状態に陥ったにもかかわらず，数時間後には落ち着くことができたことを肯定的に評価した。

　一方，養育者セッションでは，Bにどう対応したらよいかわからない，と強い無力感を抱いている養育者に対して，このような出来事が起きたときに大声で止めようとする対応は，きわめて当然の対応であるが，Bにとっては過去の被虐待体験の記憶を想起させる引き金となってしまった可能性があることを伝え，次に同じ出来事が起きたときに別の対応をするとしたらどのような対応法があるかを話し合った。また，養育者がBを『放置した（刺激を与えず見守った）』おかげで，Bが落ち着きを取り戻すことができたことを，肯定的に評価した。

　このような取り組みを繰り返すことで，Bの自己コントロール力が高まり，養育者のBへの理解が深まった。そして，Bと養育者の関係は劇的に好転した。

　②解離症状への対処

　そのほかにCPTSDに適用するために工夫した点としては，心理教育に解離のメカニズムの説明を加え，Bの解離状態への気づきを高めるために「解離日記（解離状態に陥った日時と簡単な状況を書き留める）」をつけてもらったことが挙げられる。毎回のセッションで，この日記を確認し，解離状態に陥りやすい時間帯や状況，解離する直前の感情状態などを振り返った。その結果，夜の時間帯になると，過去の被虐待体験の記憶がよみがえり，著しい恐怖が襲ってきて，その後の記憶がなくなることが共有された。そして，このような気づきを繰り返し言語で表出することで，Bは解離状態に陥りそうな状況をあらかじめ予測し，習得したスキルを用いて自分を落ち着かせることができるようになった。そして，TF-CBTの中盤に差しかかる前に，Bの解離症状はほとんど認められなくなった。

〔TF-CBT（中盤〜終盤）〕

　トラウマナレーション＆プロセシングの段階に入る頃になると，Bは多少の感情の揺れがあったとしても，自分でコントロールできたと報告することが増えた。また，日常生活では，身体疲労を感じて活動をいったん休止することもあったが，疲れたときには無理をせずに休むことができるようになった，と肯定的にとらえることができるようにもなった。また，相変わらず，セッションのはじめに，その週に起きた危機的な出来事を訴えることもあったが，前半で習得したスキルを用いて，自分で立て直すことができるようになった。

　たとえば，ある日のセッションの冒頭で，新学年に進級したBは，「担任の先生も変わってしまい，誰に相談したらいいのかわからない。不安でたまらない」と泣き出したのであるが，ひとしきり泣いたあとで，リラクセーションスキルを用いて気持ちを鎮めることができ，予定通り被虐待の記憶に向き合い，トラウマナレーションを作成することができた。

　最終的にBは，身体的・心理的・性的虐待にまつわるすべてのトラウマナレーションを完成し，そのときに生じた非機能的認知を修正し，母に対する両価的な感情を受け入れることができるようになった。このあたりの手順やペーシングは，通常のPTSDへのTF-CBT適用例と同様であった。Bは無事にTF-CBTの中盤から終盤を8セッション，3ヵ月で修了することができ，BのPTSD症状は大幅に改善し，生活面の機能も向上した。

（2）PE適用例
——身体的・心理的虐待と性暴力被害を受け解離症・CPTSDと診断されたC

〔生育歴および現病歴〕

　Cが物心ついた頃から両親は不仲で，言い争いが絶えなかった。母はストレスをぶつけるかのように，Cに暴言や暴力をふるい，Cの行動に干渉し支配しようとした。また，時にはCの「問題行動」を，日頃は不仲なはずの父に言いつけ，それを聞いた父がCに激しい暴力をふるうということが，Cの大学時代まで続いた。そのため，Cは常に不安や慢性的な身体疲労感を抱えて生きていた。また，感情が不安定で些細なことでパニック状態に陥ったり，常に希死念慮を抱えており「普通のことができない自分」を責め続けたりしていた。

そして，大学でも孤立的に過ごしていたという。

　頻繁に体調を崩すCは，保健室で休むことが多かったが，信頼していた男性の一人は，Cを「気遣って」よく様子を見に来てくれた。そしてそのうちに，Cにわいせつ行為をするようになった。Cは「卒業までの辛抱だ」と思い，誰にも言わずに堪えていたという。卒業後，就職して一人暮らしをしていたCのもとに，その男性から連絡があり会うことになった。Cはわいせつ行為のことが気になったものの，様子を気遣ってくれることがうれしくもあり，近況報告などをしたという。だが，その日，Cはその男性から強制性交被害を受けた。その後，抑うつ症状や希死念慮が強まったため，Cは精神科医療機関に入院し，そこで性暴力被害を開示した。

　退院後Cには，過呼吸，解離性健忘，解離性遁走などが頻繁に起きるようになった。何とか仕事は続けていたものの，職場で突然頭が真っ白になり，しばらくしたら別の場所で我に返る，ということが頻繁にあり，帰宅途中に自分がどこにいるのかわからなくなり，しばらくさまようこともしばしばあった。このような状態でCは，生活面のサポーター（保健福祉領域の専門職）に同伴されて，筆者の勤務する医療機関に紹介されてきた。

〔治療の導入〕

　初診時Cは「前の主治医から今の症状が過去のトラウマと関係しているかもしれないと聞いて，治してほしいと思った」と述べたが，全体にぼんやりした印象だった。またその後の診察で，過去の出来事を聴取しようとしても，すぐに解離状態に陥るため（ぼんやりして意思疎通ができなくなる，過呼吸発作を起こして倒れる），PTSD症状の存在は推測されるものの，すぐに精査ができない状態だった。そこで，トラウマ治療のためには，解離症状がある程度コントロールされていることが必須であることを伝えたうえで，まずは現在に焦点を当てて，解離症状をコントロールすることを目標にした。

〔解離への対応とスキルの習得〕

　Cにも解離のメカニズムを説明し，解離日記をつけてもらうことにした。すると，解離の引き金になる刺激（職場で誰かが大声をあげる，子どもを叱りつける母親を目撃する，電車で目の前に男性が来るなど）が次々と明らかになってきた。

約3ヵ月後，このような取り組みが軌道に乗り，通院が安定してきた頃に，少しずつ過去の出来事について聴取し，PTSDの構造化診断面接を実施したところ，Cには重篤なPTSD症状が認められることが確認された。

　その後は，解離への対応をメインに据えながら，TF-CBTのスキル習得の段階で扱う治療要素を順番に実施していった。すなわち，トラウマの心理教育，リラクセーションスキル，感情表出と調整，認知コーピングの要素を，多少成人用に修正して実施した。当初Cは，心理教育の際に，「虐待」という言葉を聞いただけで過呼吸になって倒れてしまい，解離性健忘状態に陥った。あとで聞いてみたところ，「自分の体験は『虐待』に当たるかもしれないとは思っていたけれど，突然その言葉を聞いて，わけがわからなくなった」とのことだった。そこで，その後の治療では，「今からもしかしたらあなたを混乱させるような言葉を言うかもしれませんが，大丈夫ですか？　今日はやめておきましょうか？」のように予告して取り組むようにしたことで，治療者の言動がCの解離のきっかけとなることは激減した。

　心理教育のセッションでは，本人が平静に，こちらの言うことにうなずいているように見えていても，あとから聞くとまったく覚えていない，ということもあったため，次のセッションで必ず前回のセッションの振り返りをするようにした。Cによると，この段階での最も大きな驚きは，「強い否定的な感情が湧き起こっても，何もしなくてもよい。ただ感じているだけでよい」と学んだことだという。それまでのCは，両親への強い怒りの感情が湧いてくると，こんなことを感じてはいけない，何とかしなければ，と思うと解離してしまい，わけがわからなくなったとのことだった。さらに，Cにも，Bに実施したように，現在の生活上の困りごとに焦点を当てて，その出来事にまつわる感情を十分に表出してもらい，それまでに習得したスキル（リラクセーション，感情調整，認知コーピング）を使用して対応する練習をしてもらった。

　このような取り組みを約1年間続けたところ，Cと治療者の間には，解離症状が起きても何とかなる，という意識が共有されるようになった。また，診察中にフラッシュバックが起きて解離しそうになっても，習得したリラクセーションスキルやグラウンディング・テクニックを用いることで，何とか現実に戻ってくることができるようにもなった。

〔新たなる治療目標〕

　解離がある程度コントロールされると，Cの生活面の困難は格段に改善し，学ぶべきスキルはおおよそ習得できたように思えた。そこで，当初の治療目標がある程度達成できたことを確認し，次なる目標を設定するかどうかをCに決めてもらった。つまり，今の状態で一生を送るか，あるいは，心の奥底のトラウマ記憶を整理する作業に取り組むかの選択を本人に委ねたのである。ただし，トラウマ治療に踏み込むと，一時的に解離症状がひどくなるかもしれないし，解離症状があまりにひどくなるとトラウマ治療を途中で中止せざるをえないかもしれない，と説明したのである。

　Cの回答は「トラウマ治療に挑戦したい」というものだった。振り返ってみると，この時点で治療者は，トラウマ治療に進むことを明らかに躊躇していたようなのだが，Cに背中を押されるような形でトラウマ治療に踏み切った。

〔被虐待体験のトラウマナレーション＆プロセシング〕

　両親からの身体的・心理的虐待によるトラウマ記憶については，TF-CBTのトラウマナレーション＆プロセシングの技法を用いて処理していくことにした。Cが曝露療法にどれだけ耐えられるのか不明な段階では，この方法のほうがより段階的曝露が可能であると考えたからである。

　Cは，いくつかの最悪の被虐待体験の記憶に向き合い，合計4セッションでプロセシングを終了することができた。その過程で，「自分が悪い子だから虐待されていた」というCの非機能的認知は修正され，両親を一人の人としてみた場合，父母それぞれがさまざまなストレスを抱えていたことや，子どもを育てる親としては未熟な点が多かったことに気づくことができた。

〔性暴力被害へのPE〕

　最後に性暴力被害によるトラウマの治療が残された。治療者は，Cとこれまでの成果を確認するとともに，今後の治療の進め方について話し合った。「性暴力被害は，Cが最も向き合うのが困難であると思われる出来事なので，これまでの方法では心のケガの深いところまでは到達できないかもしれない」と伝え，PEの実施方法やこれまで以上に厳密な治療構造のもとで実施していくことを説明し，ここでもまたCに判断を委ねた。そして，Cの回答は「挑戦したい」ということだった。

PEは，プロトコル通りに心理教育から進め，合計12セッション（PE10セッション＋まとめの診察2回）で終了した。最も苦慮したのは，トラウマ記憶に向き合う際に，いかに解離を抑えるか，という点であった。1回目のイメージ曝露では，開眼して実施したにもかかわらず，ホットスポット（最悪な瞬間）に差しかかったときに過呼吸が起こり，解離状態に陥ったCを現実に引き戻すのに20分くらいのグラウンディングが必要だった。通常のPEでは，「過去に半分，現在に半分の軸足を置いてトラウマ記憶に向き合う」のが原則であるが，2回目以降はより多くの割合を現在に置き，段階的に曝露していけるように工夫した（診察室内の特定のものを見ながら実施する，身体の一部分を動かしながら実施する，治療者からの声かけを増やすなど）。

その結果，徐々に曝露が進み，馴化が認められ，Cの非機能的認知（「自分が悪かったから被害を受けた」「自分は無力だ」など）は修正され，それとともにPTSD症状は消褪していった。今では，職場で指導的立場もこなし，忙しく働いている。

おわりに——症例の振り返り

CPTSD症例へのトラウマ焦点化治療の最も重要な段階は，実際にトラウマ焦点化治療に導入するまでであり，その段階をいかに丁寧に柔軟に乗り越え，治療目標を維持できるかに，その成否がかかっているような気がする。とはいえ，日頃の臨床で出会うCPTSDのケースは，今回提示した症例のように比較的良好な経過を辿るケースばかりではなく，トラウマ焦点化治療に導入できないケースも少なくない。その中で，提示した2症例は，どちらも強い治療意欲を持ち続けていたという点で貴重なケースであるといえる。

また，治療者／支援者の連携という点でも恵まれた症例であった。Bの主治医は，TF-CBTの内容を熟知しており，Bの自殺企図のあともなお，「TF-CBTを絶対に受けるべきだ」と強力にあと押ししてくれた。また，Cの生活面のサポーターは，解離状態に陥ったCを現実に引き戻す能力にかけては天才的な人だった。日頃の生活面での支援はもとより，診察中に解離状態に陥ったCに対しても，落ち着いて自然に対応してくれたことで，治療者もサポー

トされた局面が多かった。

　最後に，CPTSD へのトラウマ焦点化治療において，治療者も大きなストレスを感じることが多いため，治療者自身を支えるリソースも不可欠である。Cの PE では，最初のイメージ曝露で C が解離状態に陥ったときに，このまま続けてよいのだろうかという治療者の不安は，同じく認定 PE セラピストでありスーパーバイザーでもある同僚（正しくは部下）に相談することで低減した。

　このように CPTSD へのトラウマ焦点化治療は，たやすいものではないが，それだけに終了したときの達成感もひときわ大きい。今後は，さまざまなCPTSD への治療法が検証され，標準的な治療法が確立されることが望まれる。

〔文　献〕

Asukai N, Saito A, Tsuruta N et al（2010）Efficacy of exposure therapy for Japanese patients with posttraumatic stress disorder due to mixed traumatic events: A randomized controlled study. *J Trauma Stress* 23: 744-750.

飛鳥井望（2015）「PTSD のための PE 療法」『精神神経学雑誌』117: 457-464.

Burton MS, Feeny NC, Connell AM et al（2018）Exploring evidence of a dissociative subtype in PTSD: Baseline symptom structure, etiology, and treatment efficacy for those who dissociate. *J Consult Clin Psychol* 86: 439-451.

Cohen JA, Mannarino AP, Deblinger E（2017）*Treating Trauma and Traumatic Grief in Children and Adolescents. 2nd ed.* Guilford Press.

Cohen JA, Mannarino AP, Kliethermes K et al（2012）Trauma-focused CBT for youth with complex trauma. *Child Abuse Negl* 36: 528-541.

Foa EB, Hembree EA, Rothbaum BO（2007）*Prolonged Exposure Therapy for PTSD: Emotional Processing of Traumatic Experiences, Therapist Guide.* Oxford University Press.（金吉晴・小西聖子監訳（2009）『PTSD の持続エクスポージャー療法：トラウマ体験の情動処理のために』星和書店）

Forbes D, Bisson J, Monson C et al（2020）*Effective Treatments for PTSD Practice Guidelines from the International Society for Traumatic Stress Studies. 3rd ed.* Guilford Press.

Goldbeck L, Muche R, Sachser C et al（2016）Effectiveness of Trauma-Focused Cognitive Behavioral Therapy for Children and Adolescents: A Randomized Controlled Trial in Eight German Mental Health Clinics. *Psychother Psychosom* 85: 159-170.

Kameoka S, Tanaka E, Yamamoto S et al（2020）Effectiveness of trauma-focused cognitive behavioral therapy for Japanese children and adolescents in community settings: A multisite randomized controlled trial. *Eur J Psychotraumatol* 11: 1767987.

亀岡智美・飛鳥井望編（2021）『子どものトラウマと PTSD の治療：エビデンスとさまざまな現場における実践』誠信書房

Melton H, Meader N, Dale H et al（2020）Interventions for adults with a history of complex traumatic events: The INCiTE mixed-methods systematic review. *Health Technol Assess* 24: 1-312.

Ruglass LM, Lopez-Castro T, Papini S et al（2017）Concurrent Treatment with Prolonged Exposure for Co-Occurring Full or Subthreshold Posttraumatic Stress Disorder and Substance Use Disorders: A Randomized Clinical Trial. *Psychother Psychosom* 86: 150-161.

Sachser C, Keller F, Goldbeck L（2017）Complex PTSD as proposed for ICD-11: Validation of a new disorder in children and adolescents and their response to Trauma-Focused Cognitive Behavioral Therapy. *J Child Psychol Psychiatry* 58: 160-168.

Weisz JR, Chorpita BF, Palinkas LA et al（2012）Testing standard and modular designs for psychotherapy treating depression, anxiety, and conduct problems in youth: A randomized effectiveness trial. *Arch Gen Psychiatry* 69: 274-282.

第4章

トラウマフォーカスト認知行動療法（TF-CBT）の活用と留意点

Junko Yagi

八木淳子

はじめに

　子どもの複雑性心的外傷後ストレス症（Complex Post-Traumatic Stress Disorder：CPTSD）は，児童期早期の対人関係の中で起こる慢性反復性の極度の恐怖体験にさらされた果てに，無力化され，無価値化され，罪悪感や恥を伴った否定的自己観に苛まれて，重篤な感情制御困難と深い対人不信に陥った状態，典型的には，長期間の虐待やネグレクト，面前 DV の常態化，激しいいじめなど，力による支配に圧倒され，自身の矮小さを思い知らされ続ける体験をした子どもが呈する状態像として見いだされる。

　子どもの CPTSD の治療に取り組むうえでは，生涯にわたってさまざまな形で影響を及ぼすトラウマ関連障害の出世魚現象のような病態を理解し，未分化で流動性をもった子どもの病像を「経過診断」の視点で見つめ，発達段階に合わせたアプローチの工夫をすることが求められる。子どもは，その時点でまだ発達の過程を生きており，その時点の認知レベルで物事を理解し，置かれた環境に必死に適応しようとした結果起こってくる症状に，自分自身が苦しみ，そ

の苦痛が常態化する中で育っていく。愛着対象を求めているのに恐怖を抱いて近寄れず，混乱状態の中でしばしば解離し，時に極度に受け身的になり，その一方で刹那的で自棄的になるなど，まるで無秩序な自己像が形成されてしまう。アタッチメントスタイルで言えば，まさに disorganized な対人関係しか結べない苦痛の出どころが，トラウマに関連するものだと子ども自身が認識できないまま，自己制御できない自分の惨めさに圧倒されて，さらに傷ついていく。

　このような子どもに，どう対応し，どのような支援や治療をすればよいのか，この領域にかかわる臨床家は，確立された方法論がない中で試行錯誤し，少しでも有効な手立てを探し続けているのが現状である。本章では，子どものトラウマ治療の代表的な手法の一つであるトラウマフォーカスト認知行動療法（Trauma-Focused Cognitive Behavioral Therapy：TF-CBT）の CPTSD への適用について，子どもの CPTSD の病態理解と治療の実際に触れながら，治療導入や治療を進めるうえでの留意点について述べる。

　TF-CBT の詳細や具体的な実践方法は，開発者らによるマニュアル（Cohen et al, 2006；2017）や亀岡・飛鳥井による実践書（2021）を参照されたい。

子どもの複雑性 PTSD（CPTSD）への対応

（1）子どもとの出会い

　CPTSD を背景に持つ患者，特に子どもは，心的外傷後ストレス症（Post-Traumatic Stress Disorder：PTSD）症状とそれによる苦痛を明確に認識して助けを求めて受診することはほとんどない。あくまでも，不登校などの学校不適応や身体不調，不安抑うつ症状やリストカット，粗暴なふるまいなどの問題行動を前景にして，現実の生活の破綻をきっかけに受診するのが通例である。後述する事例 D のように，予診票に記載された内容や予診での保護者からの情報がいくらか助けになる場合もあるが，そのような前情報がまったくない状態で最初の診察場面を迎える例も少なくない。また，予診票に書かれたトラウマ体験よりもさらに複雑な背景を持つ場合もあり，先入見を持たずに目の前の子どもと向き合うことが重要である。

　児童精神科の治療初期，とくに初回面接においては，すべての新規患者に対

してトラウマインフォームドの姿勢で臨むことが必要であるといっても過言ではない。それに加えて，筆者が勤務する大学附属病院児童精神科等のように他院や地域の小児科からの紹介を受ける立場にある施設では，子どもが前医でどのような治療を受け，医療に対してどのような思いを抱いているのか，医療によって傷ついた経験や医療不信がないか，という点に留意し，臆病すぎるくらいの慎重さをもって，「そうっと」穏やかに控えめにやりとりを始めることが望ましい。

　最初の出会いにおいて，子どもから「少なくとも，これ以上傷つけられることはなさそうだ」と感じ取ってもらえたら，トラウマ治療の扉が開き始める。そのうえで，子ども側の目線で共感しつつ，専門家としての冷静な視点を維持し続けること，すなわち「心で聴いて，頭で考えをめぐらし続ける」構えが治療者に求められる。

(2) アセスメントの重要性

　子どものCPTSDの治療を開始するにあたり，トラウマ曝露が子どもの心身や社会的機能にどのような影響を及ぼしているのかを包括的総合的に把握する必要がある。アセスメントにおいては，子どもがどのようなトラウマを体験しているのかを網羅的に把握し，どのような症状が生じているか，その頻度も含めて確認しておく必要があるが，自然災害や事件・事故のような単回性のトラウマとは異なり，子どもにとっての日常が慢性的なトラウマ体験の積み重ねで成り立っているようなCPTSDの子どもの場合，自身の困った行動や症候が，トラウマ被害によって生じた症状であることに気づいていないことが多い。ましてや，強い対人不信を抱えた子どもが，自らの苦悩を出会ったばかりの治療者に対して自分から語り出すことは滅多にない。したがって，子どもにとってわかりやすく，かつ答えやすいような仕掛けが必要になってくる。体罰や暴力のみならず，暴言や性被害，ネグレクト，DVなどさまざまな種類の逆境がいくつも積み重なった中で生活している子どもの状態を，できるだけ正確にもれなく把握するために，チェックリストの活用が推奨される。

　DSM-5版UCLA心的外傷後ストレス障害インデックス（UCLA PTSD Index for DSM-5：UPID-5）は，子どもが自身のトラウマ体験について知り，それに

よって起こっている症状を理解しやすい構成になっており，体験したことの具体的な状況や症状の重さ（頻度）について子どもに確認しながら，治療者と共有していくことにより，トラウマの心理教育が同時に進行しているのである。このようなやりとりを通して，子どもの認知特性や語彙発達，知的機能などについてもある程度推し測っておく機会にもなる。

　こうしたトラウマの評価に併行して，家庭の機能レベルや学校の支援体制，生活全般における行動上の問題や併存する精神疾患の有無を包括的に評価したうえで，複雑な病態にどの切り口でアプローチするか，さまざまな症候にどの順番で対応するかなど，子どもの状態に合った治療法を選択していく。

　見通しをもった治療の組み立てのためには，正確で適切なアセスメントが不可欠である。筆者は，UPID-5 による詳細なトラウマのアセスメントのほか，出来事インパクト尺度改訂版（Impact of Event Scale-Revised：IES-R），子ども用トラウマ症状チェックリスト（Trauma Symptom Checklist for Children：TSCC），バールソン子どもの抑うつ尺度（Depression Self-Rating Scale for Children：DSRS），ベック抑うつ質問票（Beck Depression Inventory-Ⅱ：BDI-Ⅱ），状態－特性不安検査（State-Trait Anxiety Inventory：STAI），スペンス児童用不安尺度（Spence Children's Anxiety Scale：SCAS）などを適宜用いて精神症状を評価しておくのに加え，バウムテスト，PF スタディ，文章完成テスト（Sentence Completion Test：SCT），子どもの行動チェックリスト（Child Behavior Checklist：CBCL），Children's Global Assessment Scale（CGAS），WISC-Ⅳ（Wechsler Intelligence Scale for Children-Ⅳ）などを実施して，さまざまな側面から子どもの特徴を立体的にとらえておくように心がけている。

TF-CBT による CPTSD の治療

（1）子どもの CPTSD への適用

　CPTSD への有効な治療法としては，段階的（phase-based）モデルによる治療の中でも STAIR ナラティヴセラピー（Skills Training in Affective and Interpersonal Regulation Narrative Therapy）（Cloitre et al. 2010；2020）が有効性の報告とともに推奨されてきたが，本章のテーマである TF-CBT は，曝露技

法（prolonged exposure：PE）の要素を取り入れた，ハイブリッドなトラウマ
焦点化認知行動療法という点でSTAIRナラティヴセラピーとの共通点も多い。
　TF-CBTは性的虐待（対人トラウマ）を受けた子どもへの治療介入プログラ
ムとして米国で開発され発展してきたものであり，虐待やDV目撃などのト
ラウマを有する子どもに適用して有効であったとの報告が数多くなされている。
子どものCPTSDの治療法としてTF-CBTが適合するのは，その成り立ちの
背景や経緯からしても当然のことである。

(2) TF-CBT の概要と治療構造

　ここではTF-CBTの概要と治療構造についてごく簡単に紹介する。
　TF-CBTは認知行動療法の原理原則に基づき，アタッチメント理論，発達
神経生物学，家族療法，エンパワメント療法，人間性心理学などの要素を取り
入れ統合されたハイブリッドアプローチである。おおむね3歳から18歳の子
どもとその養育者を対象とし，PTSD症状やトラウマに関連した抑うつや不安
症状，行動上の問題，恥や罪悪感，低下した社会的機能などを改善させる。子
どもと養育者が，トラウマにまつわる記憶を適切に処理し，トラウマに関連す
る非機能的な認知や思考，感情制御不全，不適応的行動を，うまく管理できる
ようになることを目指す。養育者の治療参加によって，養育者自身の抑うつや
PTSD症状を改善し，養育能力や子どものサポート機能を向上させることにも
寄与する。
　子どもセッション・親（養育者）セッション・親子合同セッションで構成さ
れ，毎週1回50〜90分，8〜16週の枠組みを基本とする。治療の中盤まで
は，親子それぞれのセッションがおよそ半分ずつの時間配分で進行し，終盤に
設定された合同セッションにおいてプログラムの成果が親子で共有される。
　TF-CBTの基本理念は，その頭文字をとって「CRAFTS」と表され，
Components-based（構成要素に基づく），Respectful of individual, family,
community, culture, and religious practices（個人，家族，コミュニティ，文化，
宗教の尊重），Adaptable（適応性と柔軟性），Family focused（家族に焦点を当て
る），Therapeutic relationship centered（治療関係を中心におく），Self-efficacy
is emphasized（自己効力感を高める）からなる。

プログラムの構成要素は，「A-PRACTICE」の頭文字で表される。これらの要素は，トラウマの種類や子どもの環境，状況の違いにかかわらず同じであり，基本的にはこの順序で各要素を実施していく。

　最初のAは「アセスメント」を指し，子ども・養育者・治療者が治療の標的となる症状を共有し，明確な目標をもって治療のモチベーションを維持していくために，アセスメントの重要性が強調されている。TF-CBTにおいてアセスメント（Assessment）する領域もまた，次の「CRAFTS」で表され，Cognitive problems（認知），Relationship problems（対人関係），Affective problems（感情面），Family problems（家族の問題），Traumatic behavior problems（トラウマと関連した行動上の問題），Somatic problems（身体面・体調）といった広範囲に及ぶ。CPTSDの子どもは，トラウマ症状とそれに関連するさまざまな領域の機能に不具合が起こっており，トラウマ症状だけを標的にして治療するのではなく，子どもと家族の問題を包括的にアセスメントし，TF-CBTの治療者のみならず，地域や学校，福祉など多領域の支援者が連携して親子を支える体制を構築しておくことが重要である。

　アセスメント（A）に続く構成要素「PRACTICE」は，Psychoeducation and Parenting skills（心理教育とペアレンティングスキル），Relaxation（リラクセーション），Affective expression and modulation（感情表出と調整），Cognitive coping（認知的コーピング），Trauma narrative and processing（トラウマナラティヴとプロセシング），In vivo mastery of trauma reminders（実生活での曝露と統制），Conjoint child-parent sessions（親子合同セッション），Enhancing future safety and development（将来の安全と発達の強化）からなる。

　これらの構成要素の全体を3つに分け，P・R・A・Cまでのトラウマに関するさまざまなスキルを学ぶ段階（Stabilization Phase），中核的要素であるTrauma Narration（トラウマの語り）とProcessing（非機能的認知の処理）の段階（Trauma Narrative Phase），このあとに続くI・C・Eは親子合同セッションで成果を共有することを含めた統合の段階（Integration/Consolidation Phase）として，それぞれが3分の1ずつの割合になるように配分される。全体のセッション数が18回であれば，心理教育から認知的コーピングを学ぶまでを6セッション，トラウマナラティヴと認知処理で6セッション，合同セッ

ションと将来に向けての強化に６セッションといった具合である。

　CPTSD に対して実施する場合は，全体のセッション数は 16 〜 25 セッショ
ンを要し，最初のＰ・Ｒ・Ａ・Ｃの配分をより多くして，全体の約半分を
Stabilization Phase に充てることが推奨されている（Cohen et al, 2012）。さら
に，後述する事例Ｄのように加害者が同居しているなどの場合には，通常は
治療の最終段階で実施されるＥの要素を初期段階でも実施して子どもの安全
を守ることを最優先する。

　また，子どものさまざまな症状や問題行動に対処するための養育スキル
（Parenting skills）については，セラピー全体を通して強化され続ける。

　実際の流れは，PRAC の教育的要素が十分に取得されたら，子どもが段階
的にトラウマ記憶と向き合い（漸進性曝露），役に立たない考え方や誤ったとら
われ（非機能的認知）に気づき，それらを適切に認知処理（プロセシング）して
いく。自らのトラウマ体験を自分の言葉で表出し，回避していた圧倒的な感情
体験に向き合い，非機能的な認知の修正によってその後の健全な育ちが促進さ
れることを目指す。最終段階では，非機能的認知が修正された「トラウマの語
り」を親子で共有し，子どものストレス対処能力を高め支えるための親機能を
さらに強化し，子どもが安全かつ発達促進的な生活を送れるためのスキル獲得
をサポートして，プログラムが終了する。

　以下に，事例（いくつかの自験例をもとに抽出して組み合わせた架空症例）を提
示し，治療導入の実際について紹介する。本事例では，主治医と TF-CBT 治
療者（セラピスト）が同一の場合を想定している。

事例Ｄ
〔初診時年齢〕13 歳，女子，中学２年生
〔主訴〕体調不良のため，朝起きられない。週１回ほどしか登校できない。
〔家族歴〕精神疾患の既往なし。両親，兄（５歳上），祖父母の６人暮らし。
〔現病歴〕
　Ｕ県にて同胞２名第２子として出生。父方祖父母，曾祖母との７人暮らし
であった。生来，外では人見知りが強く，家では明朗快活でやや落ち着きがな

く，頑固で負けず嫌いなところがあった。発達の遅れを指摘されたことはなかった。両親が共働きのため，幼少期の養育の担い手は祖父母であり，Ｄは祖母を慕っていた。小学校高学年時，自然災害からの避難のためＴ県へ転居したのを機に母方祖父母と同居。父親は仕事のためＵ県に残り，週末ごとに家族のもとに帰る生活が続いた。

　小学校では成績優秀であったが，中学校入学後，体調不良を理由に時々学校を休むようになった。次第に，1週間から10日ほど続けて休むことが増え，中学2年生になってクラス替えがあり担任が男性になってからは，気が向いたときのみ登校した。朝起きられず，学校を休んでいる日は，パソコンやマンガに没頭して過ごし，夜になると元気になる。疲れやすく，夕方から寝てしまうこともある。体調不良を訴えて部活（卓球部）を休むと先輩から責められる，教師からは「怠けている」と言われてしまうため，叱責を恐れてますます登校できなくなった。母親が仕事から帰ると，比較的元気なように見えるため，夜更かしをして昼夜逆転の生活をするＤに対し，家族は厳しく登校を促し，成績優秀で大学受験を控えた兄と比較して叱責しがちであった。

　Ｘ年5月，「耳が聞こえにくい」と訴えて耳鼻科を受診し，ストレス性の難聴と診断された。頭痛と不眠，食欲不振が続き，近医小児科を受診。胃腸薬を処方されて少しずつ食べられるようになったが，登校には結びつかず，母親がリストカット痕に気づいて小児科医に相談し，Ｘ年7月，児童精神科紹介となった。

　児童精神科の予診票（母親記載）の主訴の欄には，「体調不良で登校できない。勉強に集中できない」と書かれていた。インテーク面接時には，母親から「気がかりなこと」として，「中1の頃，母が仕事から帰宅した際，兄がＤを膝の上に乗せて胸を触っていたところに遭遇した」ことが話された。その後，Ｄから母親に宛てて「助けて」と書かれた手紙をもらったが，兄から口止めされている様子であったこと，兄は叱ると逆ギレするタイプであったことから，母親からは兄に対して何も言わなかった。Ｄに対しても詳細には触れなかったという。母親は仕事の時間を短縮して，できるだけ兄妹2人きりにならないようにしている，とのことであったが，この事実は父親に知らされないまま半年あまり経過していた。小児科医にはこのことを伝えておらず，「（本人は）誰

にも聞かれたくないと思います」（母）とのことであった。

〔初診時の様子〕

　マスク（COVID-19 流行以前）をして入室し，終始外すことはなかった。セミロングの整った髪型，声は小さく，淡々とした様子で落ち着いている。冷めたような視線，表情は硬く，大人びた印象を与える。こちらの自己紹介の挨拶に対する応答はややぶっきらぼうに「はあ」とうなずくのみで，受診動機は「小児科の先生から，こっちで相談してって言われたんで」とひどく事務的な口調で言い捨てた。マスクをしていても，怯え，警戒するような視線でこちらの様子を観察していることが伝わる。すべての質問に答えるには答えるが，無気力で「別に」「どうでもいいし」というようなニュアンスで返すため，取りつく島がなく，なんとも気まずい空気感が漂う。言葉の意味や定義にこだわり，言い直し，訂正や確認が多い。言葉の端々から，諦めや周囲の大人への不信感が強いことがうかがえる。頭痛，不眠，起床困難，易疲労性，集中困難の訴えとともに，些細なことで感情が爆発し母親に当たってしまうこと，「私がダメだってことなんで」「どうしようもない人間なんですよ」などと低い自己評価を口にした。身体不調の訴えに耳を傾けつつ，「それらの苦痛にあなたはどうやって対処してきたの？」と尋ねると，現在没頭しているゲームやマンガについて生き生きと話しだすのだった。このやりとりを続けているうちに，「ゲームをしたりアニメを見たりしている間は現実逃避できる」「学校に行くのも，人に会うのも，すべてめんどうくさい」「小3よりも前の記憶がない」「小4くらいまでは便宜上の友達がいたと思うけど，今はいない」などと，少しずつつらい実情を語り始めた。中学2年生になり，担任が男性に代わり，唯一仲のよかった友達ともクラスが分かれてしまってから，教室に行きづらくなったこと，家では部屋に引きこもっていることを，ぽつりぽつりと話すが，兄からの性暴力の話を自分からすることはなかった。慎重に頃合いを見ながら，「部屋に引きこもっているのは何のため？」と尋ねると「お兄ちゃんに会わなくて済むから」という。「お兄ちゃんに会わないようにしているんだね」と返すと，「あの人，嫌い。頭がおかしいんじゃないかと思う」と表情が歪み，「いやらしいことをされて……，本当は嫌だった」と涙を流しながら言葉を絞り出した。

　対面で実施した BDI-Ⅱでは重度の抑うつ状態（33点）を示し，自己嫌悪，

自殺念慮，無価値感，自己批判などの項目が高かった。面接終盤で実施した IES-R は 53 点（＞25 点）であった（質問項目中の「そのこと」＝兄からの性暴力）。

　のちに明らかになることだが，D は小 1 から中 1 の冬まで，5 歳年上の兄からの性被害を受け続けていた。兄は成績優秀で学校ではリーダーであったが，父親からしつけと称した激しい暴力を受けていた。父親から D や母親に対する暴言暴力もあり，母親はアルコールに逃げているという家庭環境で D は育った。D が心を許せるのは同居の祖母だけだったが，その家庭を自然災害が襲い，一家は離散して暮らすこととなったのである。

　母親と D に対し，家庭内での D の安全確保が最優先であることを伝え，現在は兄と D が 2 人だけになる場面や時間帯をなくしていること，D が初潮を迎えた中 1 の冬から性暴力被害は受けていないこと，父親にこの事実を伝え共有し，D の安全をさらに強化することの必要性について確認した。また D の治療とは別ルートで兄への介入が必要と考えられることも重ねて伝え，初回診察を終了した。

（3）治療の下ごしらえ──安心・安全の場の提供

　CPTSD をもつ子どもの場合，専門的な介入の必要性が明らかであっても，TF-CBT の導入それ自体が困難であることも少なくない。TF-CBT の各要素の実施そのものより，子どもとその保護者との信頼関係を築き，愛着の絆を結びながら治療を開始し継続していくことのほうが難題となるケースもある。そして，この愛着と信頼の基盤こそが，TF-CBT の各要素がしっかりと効果を現すための必須条件でもある。

　複雑なトラウマを抱える子どもは，対人不信の塊であり，外界に対する強い恐れと不安を抱いている。目の前の治療者や支援者が，自分を傷つける存在ではないか，受け入れ受け止めてくれる存在かを，全身をアンテナにして察知しようとする。心の奥深く眠る対人希求と渇望によって，目の前の相手が自分に真剣に向き合うつもりがあるかどうかを，恐れを抱きつつも瞳の奥で値踏みしているようなところがある。治療初期における，このような子どもたちの態度は，回避的で一見拒否的であり，面接者に取りつく島のないような居心地の悪

さ，ある種の無力感，情けないような感情を抱かせる。しかし，この気まずい数分間をどのような佇まいで乗り切るか（子どもの視線にさらされ続けるか）は，想像以上に重要な分岐点になる。この最初のやりとりにおいて，子どもから観察されていることを承知のうえで，居心地の悪さや情けなさを抱いて「まな板の鯉」になることを，治療者や支援者の側が引き受けることこそ，これから始まる治療の重要な下ごしらえになると筆者は考えている。常に，過警戒・過覚醒の状態にあって，自分で自分の身を守ることに神経をすり減らしている子どもにとって，丸腰で観察させてくれる相手（大人）が目の前にいるという状況は，図らずも安全で安心な感覚をもたらすのではないだろうか。子どもの治療者は，このことを知ったうえで，できるだけ丁寧に自己紹介をし，穏やかかつフラットな構えで子どもに接し，できるだけ吃驚させないよう心がけるのがよいと思う。自戒を込めて言えば，特に初学者は往々にして，この気まずさに耐えきれず，何か専門家らしいことを始めなければと焦り，いきなり症状の聞き取りを始めてしまいそうになるかもしれない。しかし，頭ごなしの疾病教育や子どもの行動を決めつけるような問いかけは，たとえ穏やかな口調であっても慎むべきである。なぜなら，この時点での（未治療の）子どもには，まっとうな意見や善意からのアドバイスであっても，「否定された」と受け取られてしまうことが多いからである。「よりよくなるため」のアドバイスは，とりもなおさず，「今のままではダメですよ」というメッセージとして伝わり，子どもはますます，否定的自己観や見捨てられ感を強くしてしまう。子どもの非機能的な認知が見え隠れし，思わず指摘して修正したくなったとき，治療者自身が逸る自分をなだめ（「雄弁は銀，沈黙は金」），じっと子どもに寄り添うことが大切である。

　一方で，子どもが口にし始める過酷な体験やきわどい表現に対して，動揺せずにしっかりと耳を傾け，受け止め，きちんと「取り合う」態度を示し続ける姿勢を保つことも意識したい。事例Dのように，表面上は冷めたような投げやりな態度を見せていても，現状から抜け出したい，誰か助けてほしい，という一縷の望みをかけて，目の前の治療者に期待を寄せつつ怯えている子どもの心に共感し，どこまでも寄り添う覚悟をもって子どもとの対話を重ねることにより，安心・安全の場を作り出し，被保護感が醸成されていく。

下ごしらえが済んだら，治療を進めるためのより具体的な症候や病態を把握（アセスメント）する段階に入る。このとき，苦痛な症状や問題となっている事象の原因や心情にではなく，自身のとった行動に目を向けさせるような質問から入ることがポイントである。事例Dを例にとると，頭痛や倦怠感，入眠困難や悪夢などの不快な症状に対して，「なぜ眠れないか」ではなく，「その状況に，どう対処したのか？」を尋ね，ゲームやアニメに没頭していること，それがどんなものでどんなところに夢中になっているのか，といった答えを引き出す。性急に原因や気持ちを尋ねる質問は，回避している苦痛やつらい感情に触れることになるため，子どもが答えに窮してしまう場合も少なくない。自身が実際にとった行動に目を向けさせ，答えやすいような質問を繰り出すほうが，この段階では安全である。Dは「ゲームをしたりアニメを見たりしている間は現実逃避できる」と言葉にするにいたる。この過程で，何時間も眠れない，という苦痛を何とかやり過ごすためにゲームをしたりアニメを見たりする，つまり，必死に対処行動をとっていたのだ，という状況に気づき，「現実逃避をするため」とはっきりと言語化し，意識化することによって，逃げ出したくなるようなつらい状況があることを治療者と共有しつつ認識する。それに対処しようとしてとった自分の行動を客観視することによって，何とかしようとしていた自分に気づいてもらい，その努力自体を労い，そこには逃避しなければならないような，つらい痛みを伴った事象があること，それから逃れたいと思っていることなどに少しずつ近づいていく。こうしたやりとりは，解決すべき問題を抽出するきっかけをつくり，治療目標の設定につながる糸口になる。そして，自分がはまり込んで苦悩している状態（症候）は症状や病態として名前のつくものであり，現状を変えたい（逃れたい）と思っていることが顕わになることによって，治療への動機づけがなされ，すでに心理教育が始まっているのである。

　本格的な心理教育の導入までに，安心・安全の場づくりをしっかりと丁寧に行っておくことにより，続けて導入する専門的な介入がよりスムーズで有効なものとなる。

事例 D（経過）

　初診では，さまざまな身体症状や睡眠障害があり，抑うつ状態にあること，現在の不適応状態には兄からの性暴力というトラウマが関連していると考えられること，現状の改善を D が望んでいることを主治医と共有することはできた。それまで母親以外の誰にも言えず，自分自身の記憶の中でも回避し，日常生活から切り離してきたつらい出来事に触れることができたためか，D の表情は安堵したように柔らかくなり，診察室に入ってきたときの大人びたクールな雰囲気はなりを潜め，あどけなさの残る 13 歳の少女の顔がのぞいていた。

　D の身の安全が守られることを確認したうえで，当面は診療の間隔を短めに設定し，支持的に対応しながらアセスメントを進める方針とした。翌週の診察では，母親の「いくらか眠れるようになったみたいだし，だいぶ楽になったようです」との言葉が裏づけるように，D の表情は心なしか明るく，声にも張りがある印象であった。それでも「できれば誰ともしゃべりたくないっていう感じ」と言い，暗に「あのことはもう触れないで」と言わんばかりであった。D の睡眠は相変わらず不安定で，入眠困難，浅眠，中途覚醒が続いており，兄の行動や機嫌をうかがいながら生活している様子が語られた。前回面接でのトラウマ体験の共有を受けて，UPID-Ⅳ（2021 年時点の最新版は前出の UPID-5）を実施したところ，PTSD の診断基準を完全に満たすレベルであり，「もっともつらい体験」である兄からの性的被害は小 1 から中 1 までの 7 年あまりにわたったこと，低学年の頃の記憶がなく，日常的に「覚えていない」ことがあること（解離）が明らかになった。性被害のほかにも，自然災害の被災とその影響への強い不安，DV の目撃，父からのたび重なる暴言があることもわかった。

　D には明らかな PTSD 症状と自己組織化の障害（Disturbances in Self-Organization：DSO）による不適応，機能障害があり，過酷な体験によるつらい感情を切り離す（解離）ことにより，何とか今日まで生き延びてきていた。トラウマに焦点化した治療が必要な状態にあったが，TF-CBT の導入には母子ともに難色を示した。母親は，わが子（兄）を「加害者」と認めたくないという思いや，D の治療に対する父親との意見の相違があり（父親は「トラウマなど存在しない。D が怠け者なだけ」との主張を曲げず，自身の暴力的な言動につ

いても否認していた），長年の DV によって無力化されており，児童精神科に通院を始めたこと自体，遠方の父親には伝えていなかったのだ。D は，父親を（治療の必要性について）説得できるはずがないという深い諦めと，自分のことで両親が争うのを見たくないという気持ちを抱えていた。

　D への精神療法やトラウマの心理教育，母親へのペアレンティング指導を毎週の診察で重ねつつ，他県にいる父親に来院してもらい，D の病態や専門的な治療の必要性について説明する機会をもった（父親もまた壮絶な虐待を受けて育ったことがわかった）。家族全体と学校の支援体制などの調整に2ヵ月あまりを費やし，TF-CBT の導入に至ったのは，初診から3ヵ月が経ってからだった。

（4）TF-CBT 導入までの地ならし

　事例 D のような CPTSD の子どもの家族もまた，暴力的な絆が世代間で連鎖するそれぞれの成育史の中で歪んだ認知と情動統制困難に苦悩していることがしばしばである。一方，子どもは養育者の感情に敏感であり，養育者がふさぎ込んでいたり，悲しみに暮れていたりする姿は，子どもをさらに傷つけ，罪悪感や否定的な自己観をより強めることになる。実際，D は長い間悩みぬいた末に，勇気を振り絞って「助けて！　私はお兄ちゃんから性器を触られたりしています」と書いた手紙を母親の枕元に置いた翌朝に，泣きながら手紙を燃やしている母親の姿を見てしまう。母親を傷つけてしまったことを悔やみ，さらに「このことは，2人だけの胸にしまっておこうね」という母親の言葉に，「取り返しのつかないことをしてしまった。打ち明けてはいけないことだったのだ」と深く傷つき，それ以来，母親にも心を閉ざしてしまう。母親もまた，夫からの DV の苦しみの中で，わが子らの間で起こった衝撃的な出来事に動転し混乱していたのである。このような養育者に子どものトラウマ治療の必要性を理解してもらい，治療同盟を構築していくためには，それぞれの養育者が抱える苦悩や適応上の課題を見据えて養育者を心理的にサポートし，治療者（の属する組織）との関係性において養育者にも安心・安全を感じてもらう必要がある。子どもを守れなかった罪悪感，自身の育ちへの恥の感情，周囲からの批判的な視線などによって養育者もまた傷ついている。それでも治療の場に子

どもを連れてきたことを労い，心を通わせ，治療チーム全体がトラウマインフォームドの視点でかかわりながら，信頼で結ばれる関係性を築いていくよう力を尽くすことが肝要である。

　当初は治療に対して強硬な抵抗を示す養育者も，治療者がフラットな姿勢で粘り強くかかわり続けるうちに，「その気になる」タイミングのようなものが訪れる。こうして養育者が治療者を信頼し安心して歩調を合わせるようになると，子どもは安心し，治療者に心を開いて安定した治療関係が構築されていく。子どもは親や家族が不安定なのは自分のせいだ，と思い込んでいることが多く，暴力の支配による長期の関係性の中で無力化され，親の強硬な姿勢は変わるわけがないという思考が染みついている。

　治療者が諦めない一貫した姿勢でかかわり続ける中で，養育者の態度に少しでも変化が訪れることは，子どもにとってよい意味で意外性をともなう経験となり，閉ざされていた子どもの心に新たな地平が開かれていくことにつながる。

　TF-CBT 導入までのアセスメントと環境調整に労を惜しまず丁寧に手を尽くすことが，TF-CBT セッションのスムーズな進行を支える基盤となる。TF-CBT の全過程を通して行われるペアレンティングスキル（P）の醸成や養育者への心理教育（P）への助走が，この時点で始まっているのである。

(5) 子どもにとっての心理教育の重要性

　前述したように，子どもの CPTSD への TF-CBT では P・R・A・C の要素からなる安定化のフェーズに，より重点が置かれる。複雑性トラウマの病態や状況が事例 D のように慢性複雑性の深刻な問題をいくつもはらんでいるために，トラウマについて語る前準備として，スキルの獲得や環境調整に時間がかかるのは当然である。それに加えて，CPTSD の治療として有効とされる PE の適用が，なぜ子どもには難しいのか，またナラティヴ・エクスポージャー・セラピー（Narrative Exposure Therapy：NET）では，子どもの CPTSD に対して十分な治療効果が得られないと感じられることがあるのはなぜか，という問いに行き当たる（筆者は，高校生以上の PTSD 患者に外来で NET を実施し，その有効性については実感している）。もちろん，中には，曝露と馴化主体の治療でも結果的に回復する子どももいるが，発達の視点でとらえると，子どもの特性

ゆえに心理教育がより丁寧になされる必要があるという，当たり前の事実に気づかされる。「子どもは大人のミニチュアではない」のである。子どもは，自分の身に起こった出来事が「異常である」ことまではわかっても，「本来，どうであることが『普通』なのか」ということをまだ十分に知らない存在である。何に向かって Back on Track すればよいのか，ある程度わかっている大人とは違い，そのトラウマ経験そのものが，いまだ成長過程にある子どもの発達の一部をなしてしまう。それがその子どもの基準になっており，それ自体を子どもはリアルタイムに生きている。物事の全体像をとらえるだけの知識や思考判断の能力が未発達の子どもへの心理教育においては，「子ども全般」の括りではなく，「その子」の認知発達／理解のレベルに合わせて，その子が腑に落ちてわかるように実施されることが肝要なのである。のちのトラウマナラティヴとそれに続く認知処理過程において，非機能的な認知を修正する際に，何を参照し，何を不当だと感じ，何を判断材料にして適切な認知獲得に至るのかを考えると，治療初期段階の心理教育による適切かつ新たな知識（判断材料）の獲得と定着こそが，きわめて有用なリソースとなる。子どもの理解に合わせた丁寧なかかわりを通して，治療者の側も子どもの苦悩をより深く理解できるようになると同時に，子どもにとっての治療者が，新たな知識の運び手であり，それまでの人生で知りえなかった世界への扉を開いてくれた大人として，信頼を寄せる存在になっていく。

事例 D（経過：TF-CBT）

　両親が TF-CBT による治療に理解を示すと，D も前向きに取り組む姿勢を見せた。心理教育のセッションでは，トラウマ反応や PTSD の症状を熱心に学び，性暴力や性被害に関する統計的事実や正しい知識に触れ，安心し励まされた様子であった。D が特に関心を示したのは，セラピストが用意した「人体の細胞更新」についての雑学的な情報であった。「人体の細胞の数は約 60 兆個で，毎日 1 兆個の細胞が入れ替わっているといわれます。皮膚の表皮は，約 1 ヵ月ですべて入れ替わります。粘膜の細胞も新陳代謝して入れ替わっていきます」に対し，目を見開いて「そうなんだ……」とつぶやいた。D は兄に触られた不快な感覚の記憶に長い間苦しみ，「自分の身体が汚い」という考え

にとらわれていた。この知識は，トラウマナラティヴ後のプロセシングの際に，Dの助けになったようである。

　小1のときにはじめて兄から身体を触られたときには，その意味がまったくわからず，「こういうものなのかな」と思ったという。宿題を忘れた，部屋の電気を消し忘れた，おもちゃを壊した，など子どもの日常においてありふれた「ミス」をするたびに，「罰として」裸にされ，身体を触られた。小3頃には，その異常さには気づいていたが，口外しないよう兄から脅されていたし，優秀で家族の自慢の存在であった兄が「悪いこと」をしていると訴えても，誰も信じてくれないだろうと思っていたという。家族，特に大好きな祖母が兄の実態を知ったら，がっかりして悲しんでしまうだろう，そう思うと，自分が我慢するしかないと決意するほかなかったという。兄からの性的な要求は次第にエスカレートしていったが，「何も感じないようにして」やり過ごした。

　Dは，TF-CBTの感情（A）や認知（C）のセッション課題には常に真面目に取り組んだが，自身が表出した感情や思いを嘲笑するような態度をとったり，自分が口にした言葉を冷たく批判するような言い訳じみた「お小言」をせずにはいられない様子であった。常に自己を意識する自己が存在し，自身の行動に絶えず厳しい非難の目を向けているため，気持ちや感情を自由に表すことができない。不快感情の切り離しが起こりやすく，面倒なものごとはすべて回避し，忘れる，というコーピングスタイルで乗り切ろうとした。自分が抱いている感情を認知・表出することができず，ほとんどは「抑え込んで」いるため，自分自身が感情のコントロールができていない（表出できずに一方的に抑え込むことは，適切な情動調節ではない）ということに気がついてさえいなかった。真面目に取り組もうとする自分を嘲笑するもう一人の自分がいる，という状態が続き，セラピーになかなか乗り切れなかった。しかし，これこそがまさに，Dが小1から中1までの7年間を生き延びるために習得してきた，適応スタイルと人生への構えにほかならなかった。兄からの性被害自体もちろん尋常ではない過酷な体験ではあったが，幼い少女が，家族の誰にも助けを求められず，父親の暴言や厳しいしつけ（とDは信じていた）に怯えながら，無力感，絶望の中で，心身の感覚を麻痺させ，解離して生き延びた結果がそこにあった。

　セラピストが常に一貫した姿勢でかかわり，TF-CBTの要素を忠実に一つ

ひとつこなしていく中で，厭世的で自己を愚弄するような態度をとるＤも，前向きに頑張ろうとする素直なＤも，時折見せる無垢で傷つきやすい側面も，すべてがＤであるとして丸ごと受容される経験を積み重ねていった。セッションが進行するにつれて，Ｄ自ら「あ，これって回避ですね」「そうだ，忘れる，はダメなんでしたね」と照れるようにおどけて見せながらも，真摯に「今ここ」を見つめ，トラウマ記憶と懸命に向き合おうとする姿勢に変わっていった。

（6）何を治療し，改善しているのか

　CPTSDを持つ子どもが，生き延びるために解離を多用しているうちに，自己を見つめる自己から逃れられなくなり，「本当の気持ちがわからない」と苦痛を訴えることはしばしばある。Ｄも，幼い頃からほぼ毎日のように「兄からどう逃れるか」ばかりを考え，迫りくる危機を察知してサバイブするほかなかった。その結果，豊かな情緒や自由な思考の発達が（相対的に）妨げられ，あらゆる場面を「モード切替」によって切り抜ける習性が身についており，学校での自分のモードと家族の中でのモードを完全に使い分けていることを自覚しつつ苦悩していた。赤ん坊が無防備に母親を求めるような基本的信頼は完全に失われていた。

　CPTSDの病理の底に横たわるアタッチメント・トラウマ（Allen, 2013）にどう対応するかは，セラピストがぶつかる難題でもある。TF-CBTという強力な治療の枠組みに沿って構成要素を着実に的確に進めつつ，一貫した姿勢と受容的態度で子どもにかかわり続けることは，子どもにとって，他者と安定的にかかわること，自分の気持ちを表出しても大丈夫だという実感を積み重ねる体験であり，幼子が愛着対象への思慕と再接近を繰り返しながら個体化を成し遂げていく過程に近似している。子どもは，プログラムの内容を通してトラウマからの回復のためのさまざまな学びを得ると同時に，トラウマによって失われた基本的信頼を取り戻していくための時間を過ごしているのである。

　諦めと不信で凝り固まった子どもの目に，治療者の朗らかで一貫性のある態度は，意外性（「こんな大人もいるんだ……」）をもって映るかもしれない。このある意味「当たり前の」やりとりを通じて，子どものアタッチメントや自己観

に確かなダイバージョンが起こりつつあることを治療者がしっかりと認識し，くじけずに向き合い続けることに大きな意味がある。

（7）多彩な身体症状への対応，生活リズムの立て直し

TF-CBT は優れた心理治療プログラムであるが，トラウマ治療においては，子どもが呈するさまざまな身体不調への対応もきわめて重要である。トラウマによって異常な緊張を強いられ続けた自律神経機能を整え，心身の健康を取り戻すためには，安定した睡眠や栄養摂取，痛みのコントロールは不可欠な要素である。このことを念頭に置き，毎回のセッションで子どもの体調面にも気を配り，必要に応じて医療的な対処に結びつけることも，セラピストの大事な役割である。

（8）TF-CBT が終了したそのあとに

TF-CBT のように強力な枠組みをもったインテンシブな治療法は，身体治療にたとえるなら，病巣に焦点を当てて切除したり薬物を注入したりするような，外科的処置に近い介入の方法である。しかし，身体疾患においてそうであるように，手術が終われば治療が終了というわけではない。その後のリハビリや全身的な内科的治療が継続して行われていくように，そのフォローアップの過程こそが患者の生活を健やかに保つために重要なのである。トラウマに焦点を当てた治療後にも，トラウマによる症状のぶり返しや，記念日反応にどう対処するか，治療者はそれらを想定し，子どもがそれに備えることができるように支援することが重要である。起こりうることを予測し，そのことで失望することのないように十分な備えとなるよう心理教育を施しておくことも，治療者（主治医）の大切な役割である。トラウマの記憶は消えるわけではないが，そのことに圧倒されずに生きていくことができるようになること，それを支え続けることが重要である。

TF-CBT のセラピストと主治医が異なる場合には，子どもの成長を支えるチームとして機能するよう，TF-CBT の実施中からその後のフォローアップまで，情報の共有と連携がスムーズに行われる必要がある。

治療者のこころを守る支え

「ほらね、やっぱり、この人も裏切る」。子どもの中に深く刻み込まれたスキーマ、対人不信、否定的自己観によって子どもが治療者に向ける「訝しがる」視線や大人に期待しない態度を、治療者は受け止めざるをえない。Hermanがその著書『心的外傷と回復』（1992）の中で言及しているように、CPTSDの治療にかかわることは、治療者のメンタルヘルスに多少なりとも危険が及ぶことであり、治療者は時として自らの身を削って患者の苦悩を引き受け、自分の私生活上の楽しみや健やかさを失いかけてしまうことさえ起こりうる。

そこで重要になるのが、治療者や支援者同士の支え合いであり、知識と治療の枠組みに基づく理論武装である。

トラウマ治療は、きわめて繊細で緊張度の高い真剣勝負であり、それゆえに、治療者も傷つきやすく、ままならない状況に巻き込まれ、患者への陰性感情を抱きがちとなる。そのような未熟で「大人げない」自己像に、誠実な治療者ほど傷つき、専門職としての懐の限界を感じ、治療に向けるエネルギーを消耗してしまう。このような事態にいたってしまうことを防ぐために、治療者は時に、患者と1対1の息詰まる治療関係や、自己対自己の葛藤から逃れて、専門領域を同じくする仲間に支えられ癒されることも必要である。

一方、子どもが受けたであろう、あまりにも苛烈な仕打ちを追体験する中で、治療者も思わず逃げ出したくなったり、知らず知らずのうちに直面化を避けたりしがちである。そのようなときにこそ、各コンポーネントごとに明確なアジェンダと身につけるべきスキルが提示され次になすべきことが明示されているTF-CBTの枠組み自体が、治療者の後ろ盾となりガイドとなって、進むべき道を照らし出してくれるのである。TF-CBTという強力な枠組みがもつ明確な理論と具体的手法は、子どもの壮絶な体験を前にした治療者自身の回避を防ぎ、治療者に見通しと安心をもたらす。

おわりに

　TF-CBT は子どもの CPTSD 治療に効果を発揮するよう過不足なく組み立てられた，きわめて優れたプログラムである。しかしながら，その最大限の効果を得るためには，「PRACTICE」の構成要素の実施そのものだけでなく，患者との信頼関係の構築，入念なアセスメントと環境調整など，治療導入までの準備とその後のフォローアップが丁寧になされることが肝要である。それらの過程全体が有機的に相互作用したとき，子どもたちは，治療者の想像を超える域に自分自身の力で到達していく。その成長を見届けることができるのは，TF-CBT セラピストの大きな喜びでもある。

〔文　献〕

Allen JG（2013）*Mentalizing in the Development and Treatment of Attachment Trauma.* Kamac Books.

Cloitre M, Stovall-McClough KC, Nooner K et al（2010）Treatment for PTSD related to childhood abuse: A randomized controlled trial. *Am J Psychiatry* 167: 915-924.

Cloitre M, Cohen LR, Ortigo KM et al（2020）*Treating Survivors of Childhood Abuse and Interpersonal Trauma: STAIR Narrative Therapy. 2nd ed.* Guilford Press.（第 1 版〔2006〕邦訳：金吉晴監訳（2020）『児童期虐待を生き延びた人々の治療：中断された人生のための精神療法』星和書店）

Cohen JA, Mannarino AP, Deblinger E（2006）*Treating Trauma and Traumatic Grief in Children and Adolescents.* Guilford Press.（白川美也子・菱川愛・冨永良喜監訳（2014）『子どものトラウマと悲嘆の治療：トラウマ・フォーカスト認知行動療法マニュアル』金剛出版）

Cohen JA, Mannarino AP, Kliethermes M et al（2012）Trauma-focused CBT for youth with complex trauma. *Child Abuse Negl* 36: 528-541.

Cohen JA, Mannarino AP, Deblinger E（2017）*Treating Trauma and Traumatic Grief in Children and Adolescents. 2nd ed.* Guilford Press.

Herman JL（1992）*Trauma and Recovery.* Basic Books.（中井久夫訳（1999）『心的外傷と回復』増補版，みすず書房）

亀岡智美・飛鳥井望編（2021）『子どものトラウマと PTSD の治療：エビデンスとさまざまな現場における実践』誠信書房

第 **3** 部

心理臨床の立場から

第5章

認知処理療法（CPT）の応用について

Masaru Horikoshi
堀越　勝

はじめに

　心的外傷後ストレス障害（Post-Traumatic Stress Disorder：PTSD）は，1980
年の米国精神医学会の精神障害の診断・統計マニュアル第3版（DSM-Ⅲ）か
ら正式にリストされるようになった精神疾患である。基準Aと呼ばれるトラ
ウマティックな体験，すなわち自らが危機的状況に陥る，生命を脅かされるよ
うな体験をする，他人の死や負傷を目撃するなどの出来事にさらされてから1
ヵ月以上，再体験，過覚醒，そして回避症状が継続している場合にPTSDと
診断された。
　しかし，PTSDの病態や診断についてはこれまで長く議論されてきており，
80年代の後半以降，幼少期からの家庭内暴力や性的虐待，社会的な弾圧など，
長期にわたるトラウマ体験を持つPTSD患者群に共通する諸症状が報告され
るようになった。そして，既存のPTSDの診断基準の枠組みと異なる複雑性
心的外傷後ストレス症（Complex Post-Traumatic Stress Disorder：CPTSD）が提
唱されるようになった（Herman, 1992）。CPTSDに共通する症状としては，行
動面では，衝動性，攻撃性，性的アクティングアウト，摂食障害，アルコー

ル・薬物依存，自傷行為など，感情面では，感情の不安定性，激怒，抑うつ，パニック発作など，認知面では，断片化した考え，解離，記憶喪失など，身体面では，身体症状，痛みなど，自己概念では，解離性同一症などが報告されていた。

　CPTSD は，2018 年に公表された世界保健機関（WHO）の国際疾病分類の第 11 版（ICD-11）において，独立した精神疾患として，感情制御困難，否定的自己概念，対人関係障害を従来の PTSD 症状に合わせ持つ場合に診断されるようになった。一方，2013 年刊行の精神障害の診断・統計マニュアルの最新版（DSM-5）は，CPTSD を独立した精神疾患にはしていないが，従来の PTSD 基準である，①出来事の侵襲的な想起や悪夢，②関連事項の回避，③反射性と過覚醒，に加えて，④否定的な認知・気分を併記するようになった。それらは，トラウマの出来事を思い出せない，「自分はダメな人間だ」「誰も信用できない」などの否定的な考え，持続的に続く不快な気分，喜びや幸福感の喪失，社会活動の喪失や孤立などであり，ICD-11 側の否定的自己概念と重なっている。

　さらに DSM-5 は，他人に対する無謀で攻撃的な行動についても新たに言及しており，自傷行動と同様に他者に対する攻撃的な行動は非機能的ではあるが，苦しい感情を回避し，逃避する感情調整法として働くと推察される。そうした他者への攻撃性は社会活動の喪失や孤立などとも関連し，対人関係におおいに影響を与える。このように DSM-5 も単回性のトラウマ体験だけではなく，長期にわたるトラウマ体験からの PTSD に対しても配慮していると思われる。

　それでは，CPTSD に対する介入はどうなるのだろうか。本章では，CPTSDへの介入法の一つとして，認知処理療法（Cognitive Processing Therapy：CPT）を紹介する。CPT は持続エクスポージャー療法（Prolonged Exposure Therapy：PE）と同等の効果を持つ PTSD に対する介入法であり，トラウマティックな体験によって生じ，固定化した非機能的な信念に対する認知再構成法を軸とする，認知療法（Cognitive Therapy：CT）である。ある意味で，DSM-5 から登場した新しい診断項目，否定的な認知・気分に焦点を当てた介入法である。これまでに，単回性の PTSD だけでなく，幼少期に受けた持続的なトラウマ体験からの PTSD に対しても有効であると確認されていること

から，CPTSD への応用も期待できる。

認知処理療法について

　CPT は Resick らによって開発された PTSD に特化した精神療法である（Resick & Schnicke, 1993）。開発当初は主にレイプ被害者を対象に実施されていたが，現在では，性暴力被害だけではなく，さまざまなトラウマ体験による PTSD にも応用されるとともに，これまでに多くのランダム化対照試験によってその有効性が証明されている。表 5-1 は CPT の代表的な効果研究をリストしたものである。これらの研究結果が示す通り，CPT は性犯罪被害者をはじめ，児童期の性的虐待経験のある成人，戦闘トラウマのある退役軍人，レイプや性的でない暴行被害などの原因による PTSD に対しても有効である。さらに，成人期における単回性トラウマ体験だけではなく，小児期から持続的に行われた性的虐待などによる PTSD を含め，多様なトラウマ体験によってもたらされる PTSD に対しても有効である（Chard, 2005）。

CPT の有効性について

　PTSD に対する介入法としては PE が知られているが，CPT は PE との比較においてもほぼ同等の介入効果を示している。表 5-2 は CPT と PE の比較の結果をまとめたものである。PTSD の症状自体や PTSD に伴ううつ症状，睡眠問題，さらに機能レベル，児童期の身体的・性的虐待歴の有無が介入効果に及ぼす影響などについては PE と CPT の間には有意な差は認められなかったが，罪悪感，身体症状，自殺念慮などには差が認められ，CPT がより有効に働いていた（Resick et al, 2008）。概して，若年層には CPT が，高齢層には PE が有効だと報告されていることから，年齢層に配慮しての PE と CPT の使い分けも可能なのではないだろうか。

PTSD とその他の精神疾患が併存する場合

　CPT は併存疾患を持つ PTSD に対しても有効である。PTSD 患者の多くはうつ病，不安症，パーソナリティ障害，物質使用障害など，複数の併存症の診

表5-1　CPT のランダム化対照試験の例
（Resick PA による CPT 研修の資料（2015）を原著者の許可を得て転載，筆者改変）

研究	被験者（ITT）	主な 併存疾患	性別 平均年齢	対照群
Resick et al （2002） *N*=171	レイプ被害経験者 62 名 （86% は他の犯罪被害経験）	大うつ病：44% 社交不安症：1%	女性 32 歳	PE, 待機後に治療
Chard （2005） *N*=82	児童期の性的虐待経験がある 成人 36 名 （57% の被験者は 100 回以上の 経験を想起）	大うつ病：40% 社交不安症：1%	女性 33 歳	待機後に治療 17 週の増強治療
Monson et al （2006） *N*=60	戦闘トラウマ体験のある 米国退役軍人 30 名 （78% はベトナム戦争）	大うつ病：53% 社交不安症：3%	93% が男性 55 歳	通常治療
Resick et al （2008） *N*=150	レイプ，または性的ではない 暴行被害 53 名	大うつ病：50% 社交不安症：4%	女性 35 歳	CPT+C のみ, トラウマ筆記 (i.e., 要素分解研究)
Forbes et al （2012） *N*=59	軍隊でのトラウマ体験のある オーストラリアの退役軍人 30 名 （67% はベトナム戦争）	大うつ病：80% 社交不安症：43%	93% が男性 53 歳	通常治療
Galovski et al （2012） *N*=100	対人的なトラウマ体験のある 成人 53 名	大うつ病：48% 社交不安症：0%	69% が女性 38 歳	症状モニタリング 待機後に治療
Surís et al （2013） *N*=86	軍隊での性的トラウマ体験の ある米国退役軍人 52 名	不明 （評価せず）	85% が女性 46 歳	現在中心療法

断基準を満たしている（Kessler et al, 1995）。CPT はこうした併存問題を抱え
るさまざまな PTSD 患者を対象に検証されてきている。元来，CPT は Beck
の認知療法（Cognitive Therapy：CT）をもとに開発されており（Resick &
Schnicke, 1993），CT 自体がすでにうつ病，不安症，その他の精神疾患に対し
て有効であることも手伝って，併存疾患を抱えた PTSD に対しても有効であ
ることが確認されている。たとえば，うつ病は CPT の除外条件ではないが，
CPT 実施後には，PTSD 症状の改善とともに，抑うつ症状も大幅に，そして
長期にわたって改善している（Resick et al, 2015）。

表5-2 CPTとPEの比較で差のあった事柄，なかった事柄
（Resick PAによるCPT研修の資料（2015）を原著者の許可を得て転載，筆者改変）

差があった事柄	差がなかった事柄
・罪悪感（Resick et al, 2002；2012）（Nishith et al, 2005） ・身体の健康状態（Galovski et al, 2009） ・絶望感（Gallagher & Resick, 2012） ・年齢の交互作用：CPTは若年，PEは高齢の患者に有効（Rizvl et al, 2009） ・自殺念慮：CPTではPTSD症状の軽減を通して自殺念慮が低下。PEではこの効果がみられず（Gradus et al, 2013） ・児童期の性的虐待の頻度がPEのドロップアウトに関連する（Resick et al, 2014）	・PTSD症状（Resick et al, 2002；2012） ・睡眠（Galovski et al, 2009） ・うつ（Resick et al, 2002；2012） ・怒りが強いとドロップアウト（Rizvl et al, 2009） ・人種（Lester et al, 2010） ・児童期における性的・身体的虐待の有無による治療効果の違い（Resick et al, 2014）

　パーソナリティ障害が併存する場合でも，それを理由にCPTから除外されることはない。さらに，パーソナリティ障害の特性がCPTを通して改善したとする報告もある（Resick et al, 2008）。こうした併存症例は，介入する際のコントロールの難しさが予想される。おそらく，境界性パーソナリティ障害はその代表格である。感情調整の困難やそれに伴う衝動的な行動（自傷や希死念慮など）は介入を妨げる要因となりうる。CPTSDと境界性パーソナリティ障害との類似点や相違点が議論されているが，いずれにしても，こうした困難事例に対してCPTを実施する際には，プロトコルと介入構造を事前に明確に理解してもらうことが重要で，そうすることは患者にとっての感情的な支えとなる。プロトコル外の緊急対応セッション（通常2回まで）を用意しておくことも介入を安定させる。

　そのほかにも，パーソナリティ障害の特性によって介入のプロセスが妨げられることがある。たとえば，CPT実施時に治療関係を築きがたい，防衛的になる，信念の堅さが目立つ，依存的になるなどがある。こうした特性は幼少期に形成された中核信念によるものとされ，その中核信念に基づいて自分・他者・世界についての情報処理が行われる。当然，定石通りに介入することは難しく，治療者側に通常以上の努力が求められることは明らかである。しかし，丁寧にプロトコルをこなしていくことで改善を見ることができる（Walter et al, 2012)。CPT のようにマニュアル化された治療では，なるべく早くトラウマ処理を開始し，治療に必要な対話を引き出すために，ソクラテス式問答のスタイルでやりとりを始めることが重要である。そうすることで，治療関係の構築と治療の枠組み作り，脇道に逸れずに認知的なトラウマ処理を進めることができる（リーシック他，2019）。

対象者に合わせた CPT の柔軟性

CPT は提供方法が多様で，対象者の必要に合わせて柔軟に対応することができる。個人，集団，個人と集団の混合，カップル，また短縮版とさまざまな患者のニーズに合わせて実施方法を選択することができる。「コンゴ・スタディ」は大半の被験者が読み書きができない状況で実施された CPT であるが，踊りを使うなどの工夫をして，奏効している（Bass et al, 2013）。ニューヨークタイムズ紙はこの研究が発表された折りに「コンゴでできるならどこでもできる」と評している（Grady, 2013）。

標準的な実施方法は，1 セッション，個人の場合は 50 分，集団では 90 分，週 1 回のペースで，1 クール 12 回で実施される。従来の CPT は筆記によるトラウマ体験への曝露課題を標準的に含んでいたが，現行の CPT には筆記曝露が含まれない。トラウマ筆記曝露のある CPT と筆記曝露なしの CPT + C (CPT-Cognitive Therapy Only)，さらに筆記のみの 3 群比較における CPT 内の要素分解研究では，CPT と CPT + C にはほぼ同様の効果が認められ，ともに筆記曝露のみの介入に比べ有効性が高かった（Resick et al, 2008；Jeffreys et al, 2014）。これらのことから，現時点ではトラウマ筆記なしの CPT を標準介入とし，状況に合わせて，筆記曝露を含む CPT + A (CPT with Written Account の意味）が選択できるようになっている。トラウマ筆記を含むか否かの判断については表 5-3 に示した通りである。

CPT の導入が難しいと思われる場合

CPT を始めることが難しい状況としては，自殺・他殺の意図，即刻介入が必要となる自傷行為，セッション中，「今・ここ」に留まれないほど重篤な解離症状，外出できないほど重症のうつ病，セッション中も集中を妨げるほどの

表5-3 CPTかCPT + Aの選択基準
（Resick PAによるCPT研修の資料（2015）を原著者の許可を得て転載，筆者改変）

CPT + A（トラウマ筆記あり）	CPT（トラウマ筆記なし）
・患者の希望によって ・研究知見が多いので ・トラウマ筆記が治療的な場合 ・患者が筆記をしたい場合 ・回避で「覚えていない」と患者が言う場合 　（詳細を思い出すのに筆記が役立つ可能性が 　あるなど） ・時間的な制約がない場合 ・感情表出が必要であると治療者が考える場合 ・重度の解離症状がある場合	・現時点での標準的に実施されるCPT ・患者の希望によって ・本当に出来事の記憶がない場合 ・患者がトラウマ筆記を拒む場合 ・時間が限られている場合 ・治療者が筆記を得意としない場合 ・認知スキルに時間を割きたい場合 ・認知再構成に力点を置きたい場合 ・集団療法の場合に，ほかの参加者に出来事の 　内容を伏せるため
CPT + AはW/ Written Accountのこ とで筆記曝露あり版	従来のCPTは筆記曝露あり版を指すが， 現在のCPTは筆記曝露なし版を指し， 筆記曝露は選択課題になる

パニック症，薬物介入を受けていない精神病や双極性障害，解毒が必要な物質使用障害などが挙げられる。こうした状況では，セーフティ計画の実施，適切な薬物療法や介入（行動活性化，内部感覚曝露など），スキル構築（グラウンディング・スキルなど）を先に実施し，安定したところでCPTを開始する。しかし，解離症状が顕著であっても，自分や他人に危険を及ぼすことがなく，自分に注意を向ける力がある程度あると判断された場合には，CPTを開始する。介入前に重度の解離症状を伴っていた場合には，CPTよりもトラウマ筆記を伴うCPT + Aが有効とする報告がある（Resick et al, 2012）。トラウマティックな出来事の最中に重度の解離を経験した場合には，トラウマをより詳細に処理するためにトラウマ筆記を先に行い，断片化した記憶を一つの物語に再構築する必要があるためと考えられている。

　重要なこととして，自殺，攻撃，および他殺念慮などは，自傷や他害と同様に感情回避の現れであることを，患者ともども理解する必要がある。感情的なつらさから逃れるためのこうした行動は，感情を回避することを習慣化する。結果として「自分はつらい感情に耐えられない」という信念を維持させることになる。セッションでは，自然感情を十分に味わうように導く。自然感情が自

然の経緯を辿って和らぎ，次第に感情調整が進むように促すのである。

　そのほかに CPT を開始すべきかについて考慮すべき点としては，PTSD 治療に取り組もうとする患者本人の準備度合い，ある意味での動機づけのレベルである。対処スキルを持たず，深刻なトラウマ体験があり，さまざまな依存症を有する患者であっても，動機づけが十分であれば，CPT で PTSD は改善できている。ここでは，患者本人の準備と合わせて治療者側も患者と向き合う準備ができているかが問われることになる（リーシック他，2019）。

認知処理療法の概要

　CPT では，PTSD を外傷体験からの回復が妨げられている状態ととらえる。通常，衝撃的な出来事にさらされると，体験後に誰もが，大小の差はあれ，PTSD 様の症状を持つ。しかし，時間の経過とともに徐々に出来事前の状態に回復する。CPT では，回復を妨げる要因として，トラウマ体験に関する情報処理の不具合と問題に直面せずに回避し続けることの 2 つを想定している。トラウマ体験を通して学習された極端な信念で，PTSD からの回復を妨げる信念を「スタックポイント」と呼ぶ。表5-4 にスタックポイントの例とスタックポイントではないものをまとめた。2 つの維持要素に対する主な介入方法は，情報処理のための認知再構成法と，回避に対しては自然な感情をそのまま味わうこと，さらに症例によってはトラウマ筆記を通して曝露介入を実施する。

　スタックポイントは，起こった出来事と「公正世界の信念」との情報的な不一致から作られる。人々は社会通念として「正しい行いをしていると幸せが訪れ，悪いことをしていると不幸が訪れる」といった公正世界の信念を学習している。通常は生活のガイドラインとして有用であるが，突然理解しがたい体験にさらされたり，そうした扱いを継続的に受けたりした場合，持ち合わせている公正世界の信念との折り合いがつかなくなる。ほどよい調節に失敗した場合，同化，または過剰調節に導かれる。同化は，公正世界の信念を正しいものとして，それを守り，悲惨な出来事が起こったのは自分が悪いせいだという考えに落ち着かせる情報処理であり，自責感などを生む。また，過剰調節は，公正世界の信念を捨て去って，世界は危険で信用できない場所であり，将来も他人も

表5-4 スタックポイントとスタックポイントでない例

スタックポイント(信念)の例	スタックポイントでない例
・「それが起こったのはすべて自分のせいだ」(同化)	・「自分は暗い」
・「自分は報いを受けるに値する人間だ」(同化)	・「デートのことを考えると緊張する」
・「自分が注意していたら避けることができた」(同化)	・「自分はいつも娘と喧嘩をする」
・「襲われたときに抵抗しなかった自分が悪い」(同化)	・「性的な話は恥ずかしい」
・「虐待されたのは黙っていた自分が悪い」(同化)	・「人が死ぬのを目撃した」
・「酒を飲まなければ被害を受けなかった」(同化)	・「一体この先どうなるのだろう？」
・「いつも用心していなければ危ない」(過剰調節)	・「政府は国民を助けるべきだ」
・「これからの人生楽しいことなんかない」(過剰調節)	・「生きていくことはつらいものだ」
・「世の男は誰も信用できない」(過剰調節)	・「人生には紆余曲折がある」
・「他人と親しくなったら必ず傷つけられる」(過剰調節)	・「人間関係は難しい」
・「理解してくれる人なんて誰もいない」(過剰調節)	・「人生に苦労はつきものだ」
・「人前では絶対に怒りを出してはいけない」(過剰調節)	・「何にでも運不運があるものだ」
・「自分には健全な関係は相応しくない」(過剰調節)	・「時間が解決してくれる」
・「何をやってもどうせ無駄だ」(過剰調節)	・「押して駄目なら引いてみな」
・「感情を感じると，コントロールできない」(過剰調節)	・「蒔いた種は刈り取る」

自分も信用することはできないと結論づけ，警戒心や回避が増長される。目指すは，現実的なところに落ち着く情報処理のほどよい調整である。「悪いことが良い人に起こることもある」「悪いことが起こった場合，すべて自分が悪いわけではない」などである。CPT では，特に介入の前半には同化，後半には過剰調節に焦点を当てて，ほどよい調整を目指すことになる。CPT ではセッションを通して，スタックポイントを同定し，認知課題ワークシートやソクラテス式問答法を用いて認知再構成を行う。表 5-5 は CPT における重要概念をまとめたものである。

認知処理療法の実際

　CPT の 12 回のセッションは，目標に合わせていくつかの段階に分けることができる。それらは，①セッション 0：介入前アセスメントと介入以前の問題を知る，②セッション 1〜3：PTSD，思考，感情についての心理教育，③セッション 4〜5：トラウマの処理（自然な感情を味わうこととスタックポイントの同定），④セッション 6〜7：考え直しの学習（自責と後悔の認知再構成），⑤

表5-5 CPTにおける重要概念

CPTの重要概念	概念の説明
インデックス・トラウマ	取り組むべき最悪なトラウマで，PTSDの原因となると思われる出来事。スタックポイントを多く含んでいる。回避などによって治療が横道に逸れるのを避けるために治療前に同定する。
スタックポイント	回復を妨げ，患者を「行きづまらせる」考え。CPTにおける練習課題や認知再構成における対象となる非現実的（白か黒かなど）で短絡的な考え。同化，または過剰調節の性質を持つ。
同化	既存の信念（公正世界の信念）を変えることなく維持するために，自分のせいにしたり，なかったことにする情報処理の方法。「～していれば」など罪悪感，自己批判などを生み出す。
過剰調整	自分や世界についての概念を極端に変えることで，将来についての安全感やコントロール感を得ようとする情報処理の方法。「人間はすべて悪人だ」など。CPTの後半で扱うことが多い。
ほどよい調整	現実的でバランスの取れた考えで，CPTの目標は出来事を自分の人生にうまく統合する作業を促すこと。「嫌な出来事が起こったのは事実だが，自分はまともな人間である」など。
自然感情と人工感情	出来事への反応として直接出てくる感情を自然感情と呼び，出来事の解釈によって生じる感情を人工感情と呼ぶ。スタックポイントは人工感情の背後にあることが多い。
公正世界の信念	世界は秩序通りに動いていて，予測可能で，公平であるといった通説や常識的な信念のことで，通常は有益。「良い人には良いことが起こり，悪い人には悪いことが起こる」など。
後知恵バイアス	同化（自己非難や罪悪感など）を引き出す非現実的な情報処理。出来事を振り返り，事前に結果を知っていたと信じること。「～できたはず」「～については知っていたはず」など。
なかったことにする／un-doing	インデックスイベントがあたかも起こらなかったかのように扱ったり，無視したりする情報処理の方法で，出来事から回避し続けることで結果的にPTSDからの回復が妨げられる。
意図・責任・予知不可能性の区別	同化を炙り出す際に用いる介入法。出来事が起こった責任をどこに帰属するかを明確にするために，予知できたのか，それを意図して自発的に行ったのかなどを振り返る方法。
ソクラテス式問答	認知療法の代表的な介入技法の一つで，方向性を持った質問と応答を行う過程で，本人に答えを見つけ出してもらう問答法のこと。この作業の過程で認知の再構成が行われていく。
CPTの5つのテーマ	CPTの12回の後半の5回で触れるテーマで，今後の生活をするうえで出てくる5つのテーマ（安全，信頼，力とコントロール，価値，親密）。過剰調節を意識しながら扱っていく。

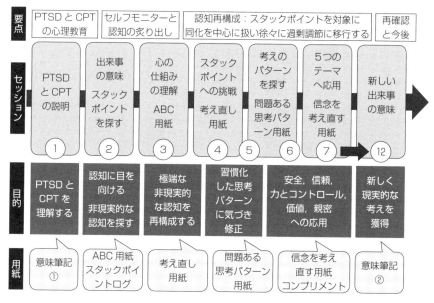

図5-1　CPT介入の全体像

セッション8〜11：トラウマのテーマへの介入，そして，⑥セッション12：将来に向けて，である。図5-1はCPTの12セッションの全体像を図式化したものである。また，表5-6は，CPTで用いられるワークシートを紹介したものである。次に，12回のセッションをいくつかの段階に分けて解説する。

セッション0〜3

セッション0では査定が行われる。推奨される査定ツールとしては，介入の前後で実施する構造化面接のCAPS（Clinician-Administered PTSD Scale），自記式の尺度としては，通常PTSDの症状を査定するためにPCL-5（PTSD Checklist for DSM-5），IES-R（Impact of Event Scale-Revised），PFS（Partnering For Safety）などがある。PCL-5は毎セッションのはじめに実施する。また，うつの尺度としては，BDI-Ⅱ（Beck Depression Inventory-Ⅱ）やPHQ-9（Patient Health Questionnaire-9）が使われることが多い。この段階で，介入の標的となるトラウマティックな出来事を選択する。それを「インデックス・トラウマ」と呼び，PTSDを引き起こす原因となった出来事に当たる。患者によ

表 5-6　CPT で用いられるワーク用紙

CPT ワークと用紙	セッション	用紙使用の内容
出来事の意味筆記①	セッション 1	自分について，世界についての見方などがその出来事によってどう変わったかを書いてもらう
（トラウマ筆記）	セッション 2	トラウマ体験について詳細に書いてもらい，それを音読してもらう（選択課題で必須ではない）
スタックポイントログ	セッション 2〜最後	見つけたスタックポイントをリストしていき，最終セッションまで，加減，修正を繰り返す。
ABC 用紙	セッション 3	認知療法モデルに基づき，出来事，思考，その後の感情や行動とそれぞれの結びつきに気づく練習をする
考え直し用紙	セッション 3・4	スタックポイントに対して，リストされた 10 個の質問に答えることで，認知再構成を行う
問題ある思考パターン用紙	セッション 5・6	自分が陥りやすい典型的な非機能的な考え方の癖やパターンに気づく練習をする
信念を考え直す用紙	セッション 7〜	ABC 用紙，考え直し用紙，問題ある思考パターン用紙を合わせた用紙で，認知再構成を総合的に実施する
コンプリメントを与える・受ける用紙	セッション 11	周りの人に対して良いものを渡す，また相手から良いものを受ける持ち帰り課題の実践記録用紙
出来事の意味筆記②	セッション 12	CPT を開始するときに書いた「出来事の意味筆記①」を書き直し，どのように考えが変化したかを知る

っては，複数回の体験や頻繁に繰り返され際立った出来事がない場合もあるが，その際は再体験症状に最もよく登場する出来事を選ぶことになる。このインデックス・トラウマを明確に決定することは，CPTSD への介入の際には重要になる。

　セッション 1 では，CPT の治療原理と PTSD についての心理教育が行われる。セッション 2 までの持ち帰り課題として「出来事の意味筆記」が出される。出来事の意味筆記とは，患者がトラウマティックな出来事が起きた原因をどうとらえているか，またその出来事によって自分・他者・世界についての信念がどうなったのかを通常 1 枚程度に書いてきてもらう（文章で書き，箇条書きにならないように注意する）。

　セッション 2 では，持参した意味筆記から患者の持つトラウマティックな出来事の意味を知ると同時に，その背後にあるスタックポイントを同定し，スタ

ックポイントログを作成し始める。その後のセッションでは、スタックポイントが見つかるたびにスタックポイントログに追記していく。セッション2の後半では「ABC用紙」を紹介する。ABC用紙は、出来事（A：Activating event）に伴って生じる思考（B：Belief）と感情や行動（C：Consequence）のつながりを理解するために用いられる。患者が第三者的に自身の思考や感情を区別すること、またそれらの関係性を客観視したり、PTSDの背後にあるスタックポイントに気づいたりすることを促す。ABC用紙を数枚作成することが持ち帰り課題となる。

　セッション3では、作成したABC用紙の振り返りを行う。筆記曝露課題を含むCPTを実施する場合は、セッション3の持ち帰り課題としてインデックス・トラウマについて詳細に筆記してもらう「トラウマ筆記」の作成が課せられる。なるべく詳細に出来事や状況、そのときの患者の気持ちや身体感覚などを記録してもらう。覚えていない部分や書きがたいまたは書けない箇所には下線を引くなど印をつけてもらう。印のついた箇所はある意味で認知の処理のできていない部分と考えられ、その部分は認知再構成や曝露の焦点となる。しかし、通常は筆記曝露課題を出さず、引き続きABC用紙の作成が持ち帰り課題となる。

セッション4〜5

　セッション4では、持ち帰り課題として実施してきたABC用紙を用いてスタックポイントの炙り出しに時間を割く。トラウマ筆記を含むCPTの場合は、持参してもらったトラウマ筆記をもとにトラウマを処理していく。患者にとってトラウマ体験を筆記することは容易なことではない。持ち帰り課題を完了できない場合もあるが、そのときはセッション内で筆記と朗読を実施する。患者はセッション内で音読し、治療者はそれを共感的にアシストする。そのときに怒り、悲しみなどの感情の表出がある場合には、そこに留まり、十分にそれを味わうことを促す。そうすることで、トラウマの感情的な処理を進めることができる。また、この曝露の作業を繰り返し実施することで、不安や恐れなどの感情を消化することができると考える。トラウマ筆記を課題として行わない場合は、セッション3〜5で、ABC用紙を用いてスタックポイントを見つける

ことに終始するが，トラウマ筆記を実施する場合には，セッション5で，もう一度トラウマ筆記を書いてもらい，はじめの筆記に追加や修正を加えながらトラウマ筆記を作り直す。この作業は患者の持っているストーリーの書き換え作業でもある。セッション5の最後には，次の段階のための認知課題「考え直し用紙」が紹介される。

セッション6〜7

通常はセッション6までに，主なスタックポイントが出そろっているはずで，考え直し用紙を用いて，それらの非機能的な信念，スタックポイントに挑戦することになる。CPT では，まず同化のスタックポイントから扱い始める。考え直し用紙は認知の再構成を促すための10個の質問で構成されている。すべての質問が当てはまるわけではないが，スタックポイントについて「証拠と反証を挙げてみよう」「極端な言葉が含まれていないか」「事実かそう考える習慣になっているか」などの質問に答えていく。セッション内で考え直し用紙に挑戦し，実施する勘所を押さえ，その他のスタックポイントについては持ち帰り課題として自宅で取り組んでもらう。さらにセッション6の最後には「問題ある思考パターン用紙」が導入され，スタックポイントに典型的な偏った思考パターン（結論への飛躍，過度の単純化，過度の一般化，読心術，感情による理由づけなど）がないかを探っていく。

セッション7では，「信念を考え直す用紙」が紹介される。この用紙は，それまでに導入した ABC 用紙，考え直し用紙，問題ある思考パターン用紙を一つにまとめた総合版で，偏った信念に対する代替案を捻出する作業が含まれている。セッション7の最後には，次のセッション8から開始される5つのテーマの1つ目に当たる安全のテーマについての情報が提供される。

セッション8〜11

セッション8からは，認知介入の総合版ワークシートの信念を考え直す用紙を用いて，引き続きスタックポイント（できるだけ過剰調節を題材にする）と新たに5つのテーマについての認知再構成が開始される。セッション8では安全のテーマに関連する，自分・他者・世界についてのスタックポイントの修正を

図る。セッション9では信頼，セッション10では力とコントロール，セッション11では価値，そして最終セッションでは親密のテーマについて認知再構成を行う。

　セッション10では「コンプリメント用紙」が出題される。この課題を実施するには他者との交流が必要となり，自分からコンプリメント（褒める，認めるなど）を出すこと，また他人からもらうことが求められる。コンプリメント用紙は，最終セッションの親密のテーマと直結する行動的な介入である。CPTにはコンプリメント用紙以外には行動的な介入課題はない。しかし，行動的な介入が行われなくても，順番にCPTの介入段階を踏んでいくことで次第に患者の側にさまざまなポジティブな行動変化，特に関係回復に向けての行動変化が見られるようになる。ある意味で，認知課題を実施すること自体が行動的な介入であると考えることもできる。そして，認知課題はもう一人の自分との対決，または自分との関係の再構築と考えることができる。PTSD患者はがんじがらめになっていた認知的な縄目から解かれたときに，もう一度ほかの人々との関係を結び直し，ともに将来に向かって進んでいけるように，具体的な目標を設定することが重要である。コンプリメント用紙が有用と思われる場合には，引き続き持ち帰り課題として残りのセッションでも実施してもらうとよい。

セッション12

　CPTの最終段階は，再発予防と将来への目標設定である。CPTの最終セッションでは親密のテーマを扱い，人々からの回避による孤立を止め，安全な人間関係から力をもらい，信頼できる関係の中で自分自身の価値を見出すことによる回復へと一歩を踏み出せるように援助する。

　CPTSD患者へCPTの応用を考えるとき，最終テーマである親密のテーマは非常に重要な役割を果たすと思われる。人間関係問題はCPTSDに特徴的な部分だからである。幼少期に虐待などを継続的に経験するような状況下では，年齢的にも与えられる以外の人間関係を築くことは難しい。結果的に不健康な人間関係から逃げ出せず，健全な関係を体験することができない。成長しても，健全な関係の価値を知らないために，友人や家族からのひどい扱いを当たり前

のように受け入れたり，健全な関係を望むことすらできない。発達段階における人格形成期に持続的にこうした体験をすることによって，否定的な中核信念が形成される。そうした中核信念から生じる同化のスタックポイントとしては，「ひどい扱いを受ける原因は私にある」「私は愛されるに値しない」「自分はひどい関係以上のものは望めない」などである。また，過剰調節のスタックポイントは「自分は決して愛されない」「過去の出来事を知られると，自分がひどい人間だということがわかってしまう」「過去の出来事を知られると，人々はみな自分から離れていく」などである。

　必然的に治療関係にも，こうした中核信念が影響することになる。このような状況では，通常は治療関係を確立してからトラウマ処理へ移行するという考え方が主流かもしれない。しかし，リーシックら（2019）は，これまでの介入研究，また実臨床の経験から，トラウマ治療以外の問題に時間を使わず，なるべく早くCPTを開始し，治療原理と治療の枠組みを明確に理解してもらうことと，ソクラテス式問答を用いた対話を心がけることで，治療開始の遅延，また回避行動によって治療が妨げられることを予防できると述べている。

おわりに

　本章ではCPTSDへの介入法の一つとしてCPTを紹介した。CPTはすでにPTSDに対する介入法として実証的にその有効性が確かめられている。また，出そろっているデータからもCPTはCPTSDに対しても応用可能と考えることができる。しかし同時に，CPTSDに対して実施する際に留意すべき点があることも事実である。

　CPTを実施する際には，医師を含む多職種の医療チームで臨むことが望ましい。また，可能な限り，実施にあたっては，CPTのスーパーバイザーを確保することをお薦めしたい。米国や海外では，継続的なスーパービジョンやコンサルテーションは必須であり，そうした臨床体験は治療者自身の成長に貢献する。Forbesら（2012）はオーストラリアの退役軍人を対象としてCPT＋Aと通常治療のランダム化対照試験を実施した。この研究の興味深いところは，治療者として熟練したCPTセラピストではなく，新たにCPTの訓練を受け

たセラピストを用いた点である。Monson ら（2006）も同様に治療者の経験や学派，訓練の度合いにばらつきがある状況で CPT ＋ A と通常治療の比較研究を実施したが，PTSD，不安，抑うつ，社会的な人間関係，パートナーとの人間関係について，通常治療よりも優れていたことが確認されている。バックグラウンドが多様であっても，正式な CPT 訓練を受けることで，有効な結果を出すことができるのである。今後，わが国でも CPT が広く知られるようになることで，トラウマ治療の一助となることを心より願っている。

〔文　献〕

American Psychiatric Association（2013）*Diagnostic and Statistical Manual of Mental Disorders. 5th ed.* American Psychiatric Publishing.（高橋三郎・大野裕監訳（2014）『DSM-5 精神疾患の診断・統計マニュアル』医学書院）

Bass JK, Annan J, McIvor Murray S et al（2013）Controlled trial of psychotherapy for Congolese survivors of sexual violence. *N Engl J Med* 368: 2182-2191.

Chard KM（2005）An evaluation of cognitive processing therapy for the treatment of posttraumatic stress disorder related to childhood sexual abuse. *J Consult Clin Psychol* 73: 965-971.

Forbes D, Lloyd D, Nixon RDV et al（2012）A multisite randomized controlled effectiveness trial of cognitive processing therapy for military-related posttraumatic stress disorder. *J Anxiety Disord* 26: 442-452.

Herman JL（1992）Complex PTSD: A syndrome in survivors of prolonged and repeated trauma. *J Trauma Stress* 5: 377-391.

Jeffreys MD, Reinfeld C, Nair PV et al（2014）Evaluating treatment of posttraumatic stress disorder with cognitive processing therapy and prolonged exposure therapy in a VHA specialty clinic. *J Anxiety Disord* 28: 108-114.

Gallagher MW, Resick PA（2012）Mechanisms of Change in Cognitive Processing Therapy and Prolonged Exposure Therapy for PTSD: Preliminary Evidence for the Differential Effects of Hopelessness and Habituation. *Cognit Ther Res* 36（DOI: 10.1007/s10608-011-9423-6）

Galovski TE, Blain LM, Mott JM et al（2012）Manualized therapy for PTSD: Flexing the structure of cognitive processing therapy. *J Consult Clin Psychol* 80: 968-981.

Galovski TE, Monson C, Bruce SE et al（2009）Does cognitive-behavioral therapy for PTSD improve perceived health and sleep impairment? *J Trauma Stress* 22: 197-204.

Gradus JL, Suvak MK, Wisco BE et al（2013）Treatment of posttraumatic stress disorder reduces suicidal ideation. *Depress Anxiety* 30: 1046-1053.

Grady D（2013, June 5）Therapy for victims of sexual violence shows promise in Congo.（https://www.nytimes.com/2013/06/06/health/therapy-for-rape-victims-shows-promise.html）

Kessler RC, Sonnega A, Bromet E et al（1995）Posttraumatic stress disorder in the National Comorbidity Survey. *Arch Gen Psychiatry* 52: 1048-1060.

Lester K, Resick PA, Young-Xu Y et al（2010）Impact of race on early treatment termination and outcomes in posttraumatic stress disorder treatment. *J Consult Clin Psychol* 78: 480-489.

Monson CM, Rodriguez BF, Warner R（2005）Cognitive-behavior therapy for PTSD in the real world: Do international relationships make a real difference? *Journal of Clinical Psychology* 61: 751-761.

Monson CM, Schnurr PP, Resick PA et al（2006）Cognitive processing therapy for veterans with military-related posttraumatic stress disorder. *J Consult Clin Psychol* 74: 898-907.

Nishith P, Nixon RDV, Resick PA（2005）Resolution of trauma-related guilt following treatment of PTSD in female rape victims: A result of cognitive processing therapy targeting comorbid depression? *J Affect Disord* 86: 259-265.

Resick PA, Schnicke MK（1993）*Cognitive Processing Therapy for Rape Victims: A Treatment Manual.* Sage.

Resick PA, Nishith P, Weaver TL et al（2002）A comparison of cognitive processing therapy, prolonged exposure and a waiting condition for the treatment of posttraumatic stress disorder in female rape victims. *J Consult Clin Psychol* 70: 867-879.

Resick PA, Galovski TA, Uhlmansiek MO et al（2008）A randomized clinical trial to dismantle components of cognitive processing therapy for post-traumatic stress disorder in victims of interpersonal violence. *J Consult Clin Psychol* 76: 243-258.

Resick PA, Williams LF, Suvak MK et al（2012）Long-term outcomes of cognitive-behavioral treatments for posttraumatic stress disorder among female rape survivors. *J Consult Clin Psychol* 80: 201-210.

Resick PA, Suvak MK, Wells SY（2014）The impact of childhood abuse among women with assault-related PTSD receiving short-term cognitive-behavioral therapy. *J Trauma Stress* 27: 558-567.

Resick PA, Wachen JS, Mintz J et al（2015）A randomized clinical trial f group cognitive-cognitive processing therapy compared with group present-centered therapy for PTSD among active duty military personal. *J Consult Clin Psychol* 83: 1058-1068.

Resick PA, Monson CM, Chard KM（2017）*Cognitive Processing Therapy for PTSD: A Comprehensive Manual.* Guilford Press.（P・A・リーシック，C・M・マンソン，K・M・チャード（伊藤正哉・堀越勝監修）（2019）『トラウマへの認知処理療法：治療者のための包括手引き』創元社）

Rizvi SL, Vogt DS, Resick PA（2009）Cognitive and affective predictors of treatment outcome in Cognitive Processing Therapy and Prolonged Exposure for posttraumatic stress disorder. *Behav Res Ther* 47: 737-743.

Suris A, Link-Malcolm J, Chard K et al（2013）A randomized clinical trial of cognitive processing therapy for veterans with PTSD related to military sexual trauma. *J Trauma Stress* 26: 28-37.

Walter KH, Bolte TA, Owens GP et al（2012）The impact of personality disorder on treatment outcome for veterans in a posttraumatic stress disorder residential treatment program. *Cognitive Therapy and Research* 36: 576-584.

World Health Organization（2018）International Classification of Diseases 11th Revision.

〔参考図書〕

伊藤正哉・樫村正美・堀越勝（2012）『こころを癒すノート』創元社

第**6**章

ナラティヴ・エクスポージャー・セラピー（NET）の活用と工夫

Shigeyuki Mori

森 茂起

ナラティヴ・エクスポージャー・セラピー（NET）の特質

　持続エクスポージャー療法（Prolonged Exposure Therapy：PE），眼球運動による脱感作と再処理法（Eye Movement Desensitization and Reprocessing：EMDR），トラウマフォーカスト認知行動療法（Trauma-Focused Cognitive Behavioral Therapy：TF-CBT）といった治療プロトコルをもった技法から，自我状態療法，ソマティックエクスペリエンスのような理論，方法論まで，トラウマに焦点化した治療法は多い。ナラティヴ・エクスポージャー・セラピー（Narrative Exposure Therapy：NET）は，その中にあって，治療効果についての知見もかなり蓄積され（道免・森，2016），心的外傷後ストレス症（Post-Traumatic Stress Disorder：PTSD）治療のための技法として推奨されている（岩井，2020）。本書の主題である複雑性心的外傷後ストレス症（Complex Post-Traumatic Stress Disorder：CPTSD）の観点から見ると，NETがそもそも多数回のトラウマ的出来事を経験したサバイバーを対象として開発されたことから，CPTSDへの対応のために特別な技法の拡張を要しないことが一つの特徴であ

る。

NETには，技法が開発された背景と経緯においてほかの技法と異なるところがある。その特徴を列挙すると次のようになるだろう。

①合衆国で開発された技法が多い中で，ドイツの大学を拠点とする国際NPO組織で開発された。

②人道支援の現場の必要性から考案され，実践の中で洗練されていった。

③人権擁護の観点と文化差への配慮が開発時点からあった。

武力紛争にさらされた地域の支援においては，多数のトラウマ的出来事に遭遇してきた被災者あるいは難民が対象となる。そのため一つの最も重大な出来事を選択して治療のターゲットとすることが難しい。被災者にとっては，出来事間の程度の比較が難しいだけでなく，たとえば母親を失った体験と父親を失った体験とどちらが重大かと考えること自体が非倫理的な行為と感じられる。

そうした現場の状況に基づき，PEの原理を中核にしつつ人生史の全体を語るという枠組みが考案された。人生史を語るという行為はあらゆる文化に存在し，容易に理解されること，語る行為が被害の現状を伝えることにもなることが③の特徴を生んでいる。ただし，多数の出来事のそれぞれにPEと同様の曝露の過程を組み込むことは不可能なため，一つの出来事を一回のセッションで扱いながら，時系列に沿って人生史を辿るという方法が採用された。したがって，一つの出来事に対する曝露の程度はPEほど徹底的なものではない。自伝的記憶全体の形成，修復を行うところにNETの特徴があり，曝露の原理とともに，自伝的記憶に関する知見が最大限に活用されている。

時系列に沿って語っていく技法が形成されたのちに，人生を象徴的に視覚的に表す「花と石」のワークが追加された。それぞれの出来事を語る前に，「良い出来事」と「悪い出来事」を表すアイテムとして紐上に花と石が置かれる。それによって，以後の語りのおよその内容が共有されるとともに，人生全体を眺める俯瞰的視点をクライエントがもつことが目指される。子どもを実施対象とする際の工夫の一つとして導入された技法だが，のちに成人にも使用される標準的なコンポーネントになり，テキストの表紙などに登場するNETを象徴する技法となった。

図6-1は横軸に年齢を，縦軸に情動覚醒レベルを示すことで，人生史上の大

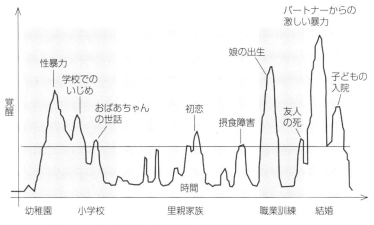

図 6-1 人生史における出来事と情動覚醒
（Elbert et al, 2017, p151. 図タイトルは筆者による）

きな出来事とその際の情動覚醒レベルを模式的にグラフ化したものである
（Elbert et al, 2017）。たとえば出産は良い意味で覚醒亢進が起こる出来事であり，
DVは悪い意味での覚醒亢進である。花と石のワークはグラフの縦軸のある数
値で横線を引いて，それを越えた出来事を花か石で表して紐上に置くことを意
味する。

　NETのマニュアル初版が出版されたのは2005年であり，Herman（1992）
が『心的外傷と回復』で「複雑性PTSD」という診断基準を提唱してからすで
に10年以上が経過していたが，マニュアル本にまだその名は登場しない。し
かし，2011年発行の増補版では，ICD-11の診断指針にCPTSDが登場する前
とはいえ，多くのページがCPTSDに関して割かれている。

　ICD-11の診断指針によれば，CPTSD（6B41 Complex post traumatic stress
disorder）は，「極度の脅威や恐怖を伴い，逃れることが難しいか不可能と感じ
られる，強烈かつ長期間にわたる，または反復的な出来事」（鈴木・牧野，
2020）に曝露された後に出現し，そうした出来事の例として，拷問，奴隷，集
団虐殺，長期間の家庭内暴力，反復的な小児期の性的虐待・身体的虐待が列挙
されている。

　NETはまさにこの最初の3例が多く発生している現場において開発された。

他方，日本の臨床場面では，筆者が主としてNETの適用を試みている児童福祉領域はもちろんのこと，ほかの臨床現場でも，DVあるいは児童虐待を過去に受けたことのある例にしばしば出会う。前者を組織的暴力，後者を家庭内の暴力としたとき，CPTSDの概念は，前者を対象として開発されたNETを後者にも適用する際の参照枠となる。

　以下に，NETの基本構造を概説したのちに，NET実施の際の工夫の観点から重要な主題ごとに，CPTSDを参照枠としながら述べてみたい。なお，記述の中で事例に触れることがあるが，多くの例を参考にして説明のために創作したものであり，現実の事例ではないことをあらかじめお断りしておく。

NETの技法と治療メカニズム

（1）技法の概要
　NETの理論と技法の全体はテキスト等の他書に譲って，最低限の解説を述べる。NETでは，トラウマ体験に焦点を当てながら，生まれてから現在までの人生史を時系列に沿って聞き取り，セラピスト（Th）が文章化して，最後に自伝を仕上げる。セッション数は，扱わねばならない体験の数によって数回から20回程度までの間で設定する。石で表されるトラウマ体験には，秒単位で映像のコマ送りのように体験を辿り，トラウマ性記憶への曝露を行う。時系列に沿った記憶の整理のために，曝露を行わない記憶についても時系列で辿る。曝露によるトラウマ性記憶の物語記憶化と，時系列に沿った自伝的記憶の構成の両者によって，最終的に自伝的記憶の全体が整理され，文章化された自伝がクライエント（Cl）の手に残る。

　セッションの進行は，アセスメント，心理教育の準備的段階のあと，初回に「花と石」ワークを実施する（荒川・森，2021）。人生を表す紐の上に，「良い体験」「辛い体験」（「悪い体験」よりも用いやすい表現である）をそれぞれ表す花と石をClに置いてもらい，各アイテムの内容を簡単に聞き取る。この際，曝露にならないよう，情動には触れず，何がいつどこであったかの事実的，文脈的内容だけ確認する。「花と石」の配置に基づいて，次回からのおよその進行計画をThが考え，Clに伝えて了解を得る。「花と石」の配置を紙に書き取って

おき，治療過程で現在地を共有するために用いる。

　セッション2から，出生に始まり，区切りごとに語っていく。語りは，Th
の問いかけを繰り返す形で進める。問い方，進め方については，デモンストレ
ーション，実習を通した研修が必要だが，別の機会に行った記述を簡略化して
次に示す（森，2020a）。

　トラウマの記憶を脳裏に呼び覚ましながら，時系列に沿って治療者が，①出
来事の内容，②体験（認知，情動，感覚，身体反応の4要素）と，③今現在の体
験（同4要素）についての質問を加え続けることで，少しずつ語りを積み重ね
る。内容についての質問は，不明な部分を確認する質問は別にして，「その次
どうなりましたか」が基本である。それによって次の流れに進むことを重ねて
いく。つまり，記録映像をコマ送りで再生しながら，その内容を言葉にしてい
く感覚である。1回のコマ送りで進む時間単位は，その部分のトラウマ性が強
いほど短くなるのが基本であり，たとえば車の衝突事故であれば，当たる瞬間
は1秒単位のコマ送りとなる。「当たる一瞬前は何を考えましたか」「当たった
瞬間，身体に何を感じましたか」といったふうに短い時間単位で進んでいく。

　セッションは，90〜120分を確保し，時間内にトラウマ性記憶の活性化に
よる不安の上昇と馴化による低減が起こり，落ち着いたところでセッションを
終える。語られた内容は，時系列に沿って整理して文章化し，次回の冒頭で読
み上げ，Clによる修正を受けたうえで，次の体験の語りに進む。出来事が一
回性のトラウマ的出来事である場合と，持続的なストレス状況である場合とで
記憶の扱いが異なるが，その点についてはのちに触れる。最終セッションには，
毎回の文章化の蓄積による自伝の全体を読み上げ，再度「花と石」ワークを行
い，振り返りと未来の展望を行う。

　なお，児童福祉領域で実施する場合，出生から幼児期初期にかけての，子ど
も自身が知らなかったり理解が混乱していたりする事情についてどのように扱
うかが一つの重要な課題となる。児童福祉領域では，子どもが知らない情報を
支援者がもっていることが，医療などの臨床現場と異なっている。ライフスト
ーリーワーク（LSW）との連携についてはのちに触れる。

（2）治療メカニズム

筆者は NET の構成要素を，「聞く」「書く」「眺める」「共有する」という4要素にまとめたことがあるが（森，2020a），この4要素のそれぞれの中に CPTSD の治療に必要な要素が複数含まれていると思われる。原著者たちは，NET の治療メカニズムとして次の要素を挙げている（Elbert et al, 2017，筆者訳）。

①自伝的／エピソード記憶の時系列に沿った積極的再構成

②「ホットスポット」への持続的曝露と恐怖ネットワークの全面的活性化による，情動ネットワークの修正（たとえば，トラウマの記憶を，条件づけられた情動反応と切り離し，引き金を，随伴性によって関連づけられた手がかりにすぎないと理解する）

③生理的，感覚的，認知的，情動的反応と，時間，場所，人生の文脈との，意味ある結びつけと統合（たとえば，反応がもともと生まれた文脈とのちの人生における条件反応の再出現を理解する）

④否定的で，恐ろしい，トラウマ的な出来事の再処理による，行動とパターン（認知の歪み，自動思考，信念，反応など）の認知的再評価と，意味内容の再解釈

⑤（精神的）サポートを提供する肯定的人生体験の再訪による基底的想定の修正

⑥「証言」という目に見える形で人権を位置づけることによる，承認欲求の満足と個人の尊厳の再獲得

この記述の通り，NET の治療メカニズムには，さまざまな要素が複合している。④の認知の修正は当初，NET にとって副次的なものとされていたが，現在は重要な治療メカニズムとして位置づけられている。⑤は主として花のエピソードから得られるものだが，石の語りの中に発見される肯定的要素も重要である。⑥は先に触れたように NET の特質として重要である。

国際トラウマティック・ストレス学会は，「情動調律」「トラウマ記憶の語り」「認知再構成」「不安とストレスのマネジメント」「対人スキルを含む方法」の5つを CPTSD の治療の第一選択肢として挙げたことがある（Cloitre et al, 2011）。このうち「トラウマ記憶の語り」に①②が含まれ，「認知再構成」が

④⑤に当たる。③はその両者に関係する。「情動調律」は直接それを目指す技法が含まれるわけではないが，のちに見るように否定的情動，感情の扱いはNETにとって重要な主題であり，その改善が期待できる。それらを通じて「不安とストレス」「対人スキル」への派生効果もあると考えられる。「対人スキル」については，人生史の振り返りによって自身にそれが不足していることを自覚できれば，NET終了後により主体的にその向上に取り組むことができるだろう。

　以上のように，「人生史を語る」の一言で表現できる行為の中に多様な要素が組み込まれているところにNETの特徴がある。

時間軸の原理

　NETは，セッション進行の原理としても，人生史を構成する原理としても時間軸を導きの糸とする。自伝的記憶が，他者に語り，他者と共有する中で整理が進み，共有できるものとなっていくことを考えれば，CPTSDが形成される生育環境には，適応的な自伝的記憶の形成を妨げる要素が多数存在すると考えられる。NETがもつ時間軸の原理は，自伝的記憶の整理によって，その阻害の結果を修復することを目指している。CPTSDには必ず自伝的記憶の混乱があり，後者の整理が進めば，症状としてのCPTSDもまた軽減されると考えられる。

　実際，NETの実施の中で，時間軸に沿った進行を妨げる自伝的記憶の混乱に多数出会う。その混乱は，微視的なものから巨視的なものまで広がっている。微視的な現象としては，記憶を辿る際に，強いフラッシュバックを引き起こすホットスポットの引力によってほかの要素にアクセスできない，治療者の働きかけがなければ細部が浮かび上がらない，細部で時系列が混乱しているなどがある。巨視的には，出来事の時期，前後関係が不明，ある時代の記憶全体があいまい，一つのエピソードからほかのエピソードに連想が飛ぶなどがある。一つのエピソード内の何かがトリガーになってほかのエピソードの活性化に飛び火するトラウマ性記憶の作用と，自伝的記憶全体の形成の阻害の両者が混乱にかかわっている。

時間軸に基づく記憶の階層である「具体的出来事の記憶」「一般的出来事の記憶」「人生段階の記憶」（シャウアー他，2010）のいずれにおいても混乱があるのがCPTSDである。NETの進行には，エクスポージャーによる具体的出来事の記憶の物語記憶化だけでなく，一般的出来事ないし人生段階の記憶においても整理する働きがある。エクスポージャーの作用についてはテキストその他に記述されているので，エクスポージャーが困難であった事例を取り上げて人生史全体の整理の意味について考えてみよう。

〔事例1〕
福祉施設で暮らすある中学生は，「治療」というアプローチに対して拒否的であった。生育史上のトラウマ的事件の重なりからNETの実施を提案し，方法を説明したが，そのような方法は自分に必要ない，自分には問題がないと主張した。しかし，そこまで拒否的である理由をさまざまの方向から探っていったところ，究極的には一つの「絶対に話すことはできない」出来事の存在が拒否の理由であることがわかってきた。過去のケースワークから，その出来事が性的な性質のものであることが把握されていたが，当人の口から話されたことはないし，具体的な細部は知られていなかった。当初は治療的取り組みの全体について拒否的だったが，トラウマに関する知識とNETの方法と原理について心理教育を行っていくことで，より現在に近い時点の出来事について触れることができ，花と石のみ実施することに合意した。花と石では，絶対に話すことのできないその出来事の地点に大きな石を置き，その存在を共有することができた。その石についてはそれ以上触れず，ほかの部分についてNETを行うという提案に合意し，その後は主体的に取り組むことができ，NETを終結した。その過程で，日常生活にみられた問題行動は大幅に軽減し，進学に向けて学習に取り組む姿勢が現れた。

トラウマ治療に関し，エクスポージャーが不可欠か否かについては議論がある（岩井，2020）。エクスポージャーを行わない技法は，まさにこの例のような大石の詳細を語ることなく治療を進めることができるところにその強みがある。その意味で，この例にはエクスポージャーを行わないほかの技法を用いる選択

肢もあったであろう。しかし，出生の事情の整理，小さな石の扱いによる人生史の構成など，NETによって行われる生育史全体の整理に意味があると思われたので，実施に向けて働きかけた。そして確かに，1個の大石以外については整理が進み，新しい自己理解を含む人生史の理解が生まれた。

　この際，何らかの方法でさらにアプローチして最も大きな石の記憶のエクスポージャーを行うことも可能だったかもしれない。たとえば，EMDRでは，フラッシュ技法と呼ばれる技法が考案されている（Manfield et al, 2017）。触れることへの不安があまりに強く，それに意識を向けることさえ難しい事例に，中身が見えないほど短く一瞬扉を開けて閉めることをイメージし，それに対して両側性刺激を加える技法である。

　事例1のNETでは，強い恥の感覚を伴う記憶に触れることの困難と，その石が今後及ぼす可能性のある影響について心理教育を行い，対処法も考えることでNETを終結した。そもそも過去に触れること自体に強い拒否があった子どもにとって，整理された時系列の中に大石を位置づけ，それが存在し，影響を及ぼしているという理解を共有することだけでも大きな前進と思われる。いわばCPTSDをPTSDに変える治療を行ったと言えるかもしれない。

　時間軸に沿った人生史の語りには，エクスポージャー以外の要素も大きいことを示す事例である。

対人関係感情の扱い

　CPTSDの診断基準には，PTSD症状に加えて，パーソナリティの変化として認識される「感情制御困難」「否定的自己概念」「対人関係障害」が含まれる。この3つは，症状や外的問題としては別個に評価できるであろうが，それを生み出しているメカニズムとしては絡み合っている。CPTSDをもたらすとされている拷問，奴隷，集団虐殺，長期間の家庭内暴力，反復的な小児期の性的虐待・身体的虐待には，常に対人的な関係性が伴い，それらに由来する「感情制御」「自己概念」「対人関係」の問題が発生する。

　NETは，開発時から拷問，奴隷，集団虐殺といった組織的暴力のサバイバーを対象としており，この3つの問題を扱うことを視野に入れてきた。こうし

た事態は，そもそも罪悪感と恥という社会的な否定的感情を強く掻き立てるものである。NET のテキストは，「組織的暴力の多くの形態，拷問のほとんどは，犠牲者を依存させ，劣等感と恥をかかせることによって社会的高潔さを傷つけることを目的にしている」（Schauer et al, 2011）とし，罪悪感や恥の扱いに特に注目している。日本の臨床場面で NET が用いられることが多い，家庭内暴力，小児期の性的虐待・身体的虐待もまた，恥，罪悪感といった否定的な対人感情を引き起こすものである。ちなみに，ICD-11 の指針は「小児期の」という言葉を虐待に冠しているが，小児期の虐待のうえに青年期の被害体験が複雑に重なり合う事例はめずらしくなく，NET の臨床経験からすると，複雑に絡み合った影響を解きほぐすうえで，その全体を扱うことが重要である。

　図 6-2 は，たび重なるトラウマ的出来事によって，さまざまの否定的な情動・感情，感覚，認知，身体反応が折り重なり，どの情動がどの出来事に由来

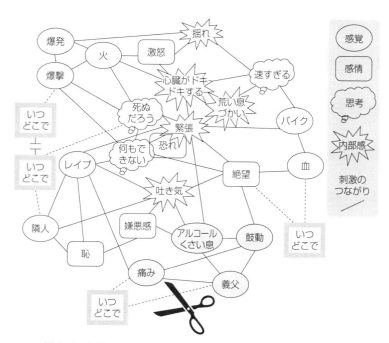

図 6-2　複数回の出来事に由来する恐怖・トラウマ・ネットワーク
（Elbert et al, 2017, p148. 図タイトルは筆者による）

するのかわからない形で入り組んだネットワークが形成されていることを表している（Elbert et al, 2017）。かつての現場に似た場所，加害者に似た人物の目撃，あるいは似た匂いなど，視覚を中心とする感覚が引き金になることもあれば，今目の前にいる人物に感じた怒りからフラッシュバックし，数珠つなぎにさまざまの場面に飛び火することもある。否定的な情動はネットワーク形成の重要な要素である。

　ここでは，罪悪感と恥について特に取り上げ，それぞれその扱いについて考察する。すでに触れた事例1を用いるため，恥をまず取り上げることにする。

（1）恥の扱い

　1個の大きな石が存在した事例1では，ケースワークの情報から，その石の内容は性的な被害に関するものであることが推測されていた。そして，その具体的性格についてもある程度推測され，それが強烈な「恥」の感情を伴っていると思われた。性被害は最も強い恥感情を伴うトラウマ的出来事の一つである。クライエントがそれを語ることができないのは，その恥感情に耐えることができないからなのであろう。そして，恥感情に由来する強い回避に直面すると，支援者，治療者はトラウマに焦点を当てることを控えがちである。

　しかし，NETの実践経験に基づいて言えば，そのような場合でもトラウマに焦点を当てることは十分可能である。そのための指針を何点か，以下に整理してみよう。

　CPTSDではたび重なるトラウマ的体験で経験した種々の否定的感情，情動が絡み合い，出来事の記憶の時系列の混乱とともに大きなネットワークを形成している。そのため，事例1で言えば，小石の体験も恥感情を通じて大石と連想ネットワークを形成し，その体験の想起が大石の記憶のフラッシュバックを引き起こす。したがって，そのような飛び火による大石のフラッシュバックを防止すれば，大石に触れることなく，ほかの部分の整理を進めることができる。

　具体的に言えば，時系列に沿って語るというNETの原理を共有しておくことで，もし大石の吸引力によってフラッシュバックが発生しかけたと思われれば，即座に今語っている特定の箇所に引き戻す。標準の手続きに従ってすでに何度も行っているように，今現在の感覚に一旦意識を向けることも有用である。

NET が持つこれらの手法を用いて大石へ飛び火する前に阻止しつつ，小石や中石のいくつかが処理され人生史上に位置づけられていけば，図6-2に示されていたような記憶ネットワークの錯綜が次第にほぐれ，錯綜度が下がっていく。それによってほかの小石，中石の処理がさらに容易になっていくという形で，大石を残して処理が可能となる。つまり，最も大きなトラウマ性記憶からアプローチするフラッディング的PEではなく，系統的脱感作の原理に近い方法で対応することで，密に入り組んだ連想ネットワークを解きほどき，CPTSDの重症度を低減することができる。

　次に，花とのネットワーク形成も恥への対応にとって重要である。恥は自己の価値に関する否定的感情である。したがって自己評価，自尊心の向上に寄与する花の体験に焦点を当てることによって，恥感情の低減を図ることができる。あるいは花ではなくとも，石と同時的に存在したはずの日常生活を想起し，その中に石を位置づけることで，大石の力で圧倒的な恥感情に支配されていた状態から，それぞれの時代を生きてきた自己へのよりバランスのとれた理解を進め，恥感情のネットワークを解くことができるだろう。

　事例1の大石のように性被害がそれを構成している場合，記憶のトラウマ性による接近困難だけでなく，その体験を口にすること自体が恥感情をもたらす可能性がある。たとえば身体の部位の名前を口にすること自体が恥辱感をもたらす。共有することで，それ以降に治療者と顔を合わせられなくなるのではと恐れることもあるだろう。これについては，まずそれを口にすることが恥ずかしいという感情を共有することが必要である。そのうえで，語り方，伝え方についてともに考えることで，まったく触れずにおくのではない次善の策を講じることができれば，相当の効果が期待できる。たとえば言葉で語るのではなく，子どもの司法面接で用いられるように，人形を使って演じることも可能であろう。子ども自身の選択で，その部分についてはNETの面接内で語らず，一人の時間に文章で書いたものを手渡した例もあった。徹底的な曝露が不足する可能性もあるが，子ども本人が何らかの方法でその体験をNETの作業内に収めようとした努力の現れであり，最大限尊重することがよいであろう。その例では，その部分を含んだ自伝と，その部分については抽象的な表現にとどめる自伝の2つのヴァージョンを作成し，読み上げ時には抽象的なほうを用いること

にした。

　ここで触れた例のように，大石が存在したとしても，完全な回避ではなく，それを何らかの方法で主体的に扱う姿勢を形成できれば，恥感情に圧倒されずに対処できるという自信が生まれるだろう。

（2）罪悪感の扱い

　罪悪感は代表的な否定的感情の一つであり，その扱いには前節で述べた恥感情と共通する部分も多い。ただ，加害者性の問題とサバイバーズギルト（生存者罪悪感）については別に検討しておく必要がある。

　NET は武力紛争地域で開発されたために，殺人を含む暴力加害体験を背景にもつ場合も対象となる。そのため，加害体験の特殊性を理解しやすくするために，石に替えて，暴力を表す棍棒の象徴としてスティックを用いる手法が用いられている。「石＝悪い体験」という象徴では，たとえば家族を守るための戦闘など，正義に基づく加害体験を表すことができないと被援助者自身が語ったことから考案されたものだという。非行少年や犯罪加害者に対して用いる場合に，今後考慮する価値があるだろう。

　ただし，加害者の過去に被虐待体験，被暴力体験があるなど，加害行為以前に受けた被害体験が加害者性に作用している場合が多い。NET の過程は，時系列に沿って加害体験以前の体験を扱うため，加害体験と切り離して被害体験を扱うことが通常の手続きの中で可能である。加害性を強くもった事例の場合，積み重なる加害体験による影響——たとえば強さの誇示，恐れの否認など——によって，それ以前の被害体験に光を当てることが困難である。時系列に沿った振り返りの中で，弱さを示すがゆえに回避されようとした場合，その年齢の子どもであれば抵抗は難しいといった心理教育的働きかけによって接近を促すことができる。児童福祉領域では，過去の被害体験と社会の不適切な対応によって怒りを抱える子どもと出会う。その怒りの発露によって生じた問題行動に対して行われる指導がさらに怒りを増幅させるといった形で累積した結果，問題行動によって治療者の対応が求められる場合がある。そうした経過の果てに成人後の犯罪が発生することがあるとすれば，いわばその過程の中間地点で治療的な介入をする機会となる。一方で生活場面における問題への対応と，

NETによる対応の両方を並行して行うことになる。NETによって今述べたような累積の結果としての錯綜したネットワークが解きほぐされると，問題行動が改善し，生活場面での対応が容易になる。そうした少年にとって，「治療」という枠組みより，人生史の整理という枠組みのほうが共有しやすいという意味でも有効である。

　サバイバーズギルトは，死別と複雑性悲嘆に重なる主題である。CPTSDの治療に悲嘆への対応を要する事例は数多いと思われる（飛鳥井，2021）。複雑性悲嘆の治療にはエクスポージャーが一つの重要な要素として組み込まれており（伊藤他，2020），逆にトラウマ治療に悲嘆への対応を加えることもある（八木，2021）。NETでは，加害体験をスティックで表すのと同様，死別体験をキャンドルで表して，石と区別することで死別体験の特殊性を表す方法が考案されている。

　複雑性悲嘆に強いトラウマ性が伴い，トラウマへの直面を回避することで罪悪感が強くなっている場合がある。逆に言えば，NETで扱うことで恐怖，不安が低減できれば，非適応的な罪悪感にアプローチする可能性が高まる。その意味で，NETには，PTSDの要素をできる限り軽減することで悲嘆過程に寄り添うことが可能になるという効果がある。NETを実施したあとに，はじめて親の墓参りを希望した子どもがあったが，親の死にようやく直面できるようになったと思われた。長期間にわたって進む自然な悲嘆の過程を歩むことをNETが可能にすれば，以後は通常の支援の役割となる。

　以上は1つのトラウマ的死別体験を想定して記述したが，CPTSDが併存する複雑性悲嘆では，死別時の出来事だけでなく，それ以前の生育環境に存在した否定的要因が重なっていることが多い。

〔事例2〕

　ある子どもは，親が急性アルコール中毒で急死した際の第一発見者になった。その後，児童福祉施設で暮らしていたが，感情を表現することが少なく，全体に過剰適応の傾向が強かった。ましてや親の死について語ることはまったくなかった。親の死の発見という体験が感情抑制に影響していると思われた。しかし生育史上には，死別だけではなく，親の生活に起因するネグレクトが長期的

にあったと思われ，感情抑制傾向は，その背景に死別が重なって悲嘆過程がブロックされている状態と思われた。NET の中で，死別以前の親のアルコール依存による生活の乱れが語られ，日常的に感情を表現できなかったことが明らかになった。Th より，年齢ごとのエピソードに沿って，普通その年齢の子どもであれば，親に気持ちを表現するのが普通であること，親の精神的不安定のために親を気遣い我慢するのが当たり前になっていたのであろうことを伝えていった。そうした過程ののちに親の死の前後の語りとなった。親の死の前日に始まる詳細な経過を辿る中で，死別の過程でも強い感情が体験されなかったこと，葬儀においても感情麻痺が続いていたことが語られた。親の死のショックで感情を失っていたこと，以前から自分の感情を抑えるのが普通であったためにそのときにも感じることがなかったのであろうことを治療者から伝えていった。NET の実施以降，表情が豊かになり，養育者に心配事などを話してくることも増え，日常のかかわりを通じて子どもの想いを受け止めることができる機会が多くなった。

　ネグレクトのように，いわゆる陰性トラウマの要素が強い時期については，曝露の手法よりはその時々の感情に焦点を当て，当時感じていたが抑制されていた感情をすくいあげるとともに，事例 2 で行ったように，感じて当然の感情を感じることができなくなっていたという理解を促進する心理教育が必要になることが多い。麻痺が自然な反応であることを伝えるノーマライゼーションの作業でもある。そうした場合，1 回の心理教育の効果が少ないように見えても，人生史に沿って繰り返し行うことで，次第に感情に目を向けることができるようになる。NET によってある程度まで感情が活性されてくれば，のちの支援によってそのプロセスをさらに支えることができる。

解離の扱い

　CPTSD と解離の関係は，いずれもたび重なるトラウマ的体験によって発生するという意味で密接に関係する面と，解離が防衛メカニズムとして PTSD 形成を弱める，あるいはその形成とは別の道を辿るという面，さらにはそもそも

PTSDが構造的解離の一次段階であるという見方など，いくつもの視点でとらえることができる。しかし，そのような診断論的な議論は傍において言えば，CPTSDへのNET実施で解離への対応が必要となることは多い。アセスメント段階で解離の有無，程度を把握しておくことが重要である（荒川・森，2021）。

　NETは人生史を辿ることによって，それまで結びつけられていなかった諸要素をつないでいく作業を行うため，そもそも解離を軽減する効果がある。エクスポージャーの最中に，記憶の欠落，感情の欠落，あるいはトランス状態への没入など，解離が見られる場合は，いずれの場合も解離されているものをつなぐ働きかけをする。認知，情動・感情，感覚，身体反応を行き来し，それらの間をつなぐことを常に行い，記憶に没入することでトランス状態が発生すれば，すぐに今ここでの体験に意識を戻し，過去と現在を行き来することで二重意識を保つよう働きかける。解離への対応について特別な技法を加えるのではなく，NETの要素の多くが解離の解消に向けられているのである。

　したがって，解離を扱ううえでの必要な工夫は，むしろ，解離が弱くなったときに発生しうる困難を予想し，対処するための工夫である。たとえば，生活上の対人ストレスにスイッチングを用いて対処している場合，解離が弱くなるとストレスが増悪する恐れがある。言わば，より生きづらくなるわけである。解離が軽減した際の生活上の困難をアセスメントし，クライエントと共有しながら判断し，対処を考えることが必要である。現在の環境に問題がある場合は，NET前，実施中，NET後の環境調整がいずれも重要である（荒川・森，2021）。

リソースの発見

　人生史の全体を辿るNETの作業は，トラウマ性記憶や否定的感情の処理だけでなく，肯定的体験の発掘作業でもある。事例を手がかりに考えてみたい。

〔事例３〕
　幼少期に実父のDVによる父母の離婚を経験した子どもがいた。実父の記憶がほとんどなく，暴力のために離婚したという知識と，のちの母親との生活の中で生まれた——あるいは幼少期のDVですでに芽生えていた可能性もあ

る——役割逆転による母親へのケアの感情から，実父については「ひどいとしか思っていない」と言っていた。父母の離婚後にも，母親が引き起こしたものも含む数々の逆境体験が重なったが，家族で母親だけが良い人だと言っていた。しかし，NET で幼少期を扱う中で，父親が自身のことを優しく心配してくれた断片的な記憶を思い出し，加えて親族から離婚の状況に関して新しい情報を得ることで，父親が決して悪いばかりの人ではなかったという理解が生まれた。母親を一面的に「良い人」と考えて，母親からの不適切な養育の事実に直面することを避けていたことが見えてきた。しかし，これも親族からの新たな情報があってのことだが，結婚前の母親の生活や DV 被害をあらためて考えることで，自身に対する扱いも母親の混乱によるものととらえ，「かわいそうな人」という見方が生まれてきた。

　この事例 3 に見られるように，一つの肯定的エピソードの想起から生じた過程は，父から生まれた子としての自己の価値を高めるだけでなく，一面的だった母親像をより膨らみあるものとし，母とのかかわりの中で育ってきた自己の力を認めることにつながる。時系列に沿っていくつもの出来事を扱っていくことで，ある出来事によって影響を受けた自己理解が，次の出来事によってさらに強化されるといった自己概念の形成過程を辿ることができる。この父親とのエピソードは，NET を行うまで本人も支援者も存在を認識していなかったものであり，人生史を辿ることではじめて現れたものである。NET の過程には否定的な自己概念を修正する機会がいくつも訪れ，その全体が CPTSD の要素として挙げられる「否定的自己概念」の改善につながる。

　CPTSD における否定的自己概念には，トラウマ的体験の作用を受けて，実際にあった出来事の全体が反映されていないことが多い。時系列に沿って記憶を辿ると，被害を避けようとして試みた努力の数々，助けようとした他者の存在など，リソースとなる要素が見出されることが多い。最もトラウマ的な部分を明確化し，曝露によって記憶のトラウマ性が和らぐと，その他の部分を見ることができるようになる。トラウマ的な部分についても，たとえば不運にも自身を襲った出来事であって，決して自身の価値と関係するものではないことが理解できる。そうした作業は，否定的自己概念に含まれる恥と罪悪感の軽減の

作業でもある。

　ちなみに，ここで触れた事例3で，親族からの新たな情報が重要な役割を果たしたことも NET にとって示唆的である。子どもの変化，あるいは親族関係の何らかの変化によって，それまで子どもに伝える機会のなかった情報が親族から子どもに伝えられることがある。そうしたかかわりを可能にするには，家族との連携，より広い親族も含むケースワークの役割が大きい。児童福祉領域では，ライフストーリーワーク（LSW）の中で，子どもへの重要な情報の伝達のために家族や親族との連携が行われている（才村・大阪ライフストーリー研究会，2016）。NET の過程においてもそうした連携の可能性を探ることが必要である。また LSW の担当者と連携して NET との役割分担を行っておくことも必要である。NET の準備として LSW が行われる場合も，NET によって LSW が可能になる場合もある。時には両者を統合して一つの過程として行うこともあってよく，どのような連携が適切かは事例ごとに検討しなければならない。そうした過程を通して，個人の中だけでなく，親族全体の中にリソースを発掘する作業が可能になる。

　　結語──人生史の共有に向けて

　PTSD 治療という観点から見ると，CPTSD は，「複雑性」の言葉が示すように，より治療が困難な対象とみなされる。しかし，それは CPTSD がまれな疾患という意味ではない。どのような臨床場面でも数多く出会っている問題であり，むしろ──あえて言うなら──ありふれたきわめて一般的な問題と考えたほうがよいと筆者は思う。臨床現場で多くの事例に接する本書の読者には言うまでもないことかもしれない。

　NET は短期心理療法の一つだが，たとえば TF-CBT のように複数の要素を組み合わせて順次行っていくタイプの技法と異なり，人生史を辿るという構造の中に複数の要素を組み込んでいる技法である。治療のどの部分にも複数の要素が同時並行的に進んでいると言ってよいだろう。それだけに，進行の中での柔軟な対応，臨床的判断による工夫が必要になる技法でもある。そうしたノウハウの蓄積が今後も必要である。

本章では十分触れることができなかったが，治療メカニズムの⑥に記されるように，NET は，「曝露療法」とともに「証言療法」を背景としている。つまり，人生史を他者と共有することの治療的な作用を重視しており，その際の「他者」は，二者関係における特定の他者ではなく，広く社会に開かれた他者を意味する。NET には，個人の人生史の細部を取り扱うことから，伝統的なカウンセリング，あるいは精神分析的心理療法と類似した部分もある。しかし，その目的は，話された事柄を二者関係の中にとどめるのではなく，より広く他者と共有することにある。NET における治療者は，二者関係における特別な他者ではなく，他者を代表し，他者との関係への橋渡しをする。NET による自伝的記憶の整理と，文章化による自伝の完成は，信頼する他者と人生史を共有する可能性を広げる。CPTSD は，症候論的，診断学的な検討から生まれた概念だが，この概念を提唱した Herman（1992）が言うように，他者との再結合，共世界の再建が回復の目標である。通常であれば，その多くが他者と機会に応じて共有され，人生を豊かにするものが自伝的記憶である。CPTSD とは，他者と共有できない自伝的記憶を大量に抱える事態である。どのようにしてどこまで共有できるかを自ら判断し，共有したい場合にそれを可能にする準備を行うのが NET の作業である。

〔文　献〕

荒川和歌子・森茂起（2021）「ナラティヴ・エクスポージャー・セラピー施行におけるアセスメント」野呂浩史編『トラウマセラピーのためのアセスメントハンドブック』星和書店，pp217-232.

飛鳥井望（2021）「わが国におけるトラウマ治療の展開」亀岡智美・飛鳥井望編『子どものトラウマと PTSD の治療：エビデンスとさまざまな現場における実践』誠信書房，pp3-23.

Cloitre M, Courtois CA, Charuvastra A et al（2011）Treatment of complex PTSD: Results of the ISTSS expert clinician survey on best practices. *J Trauma Stress* 24: 615-627.

道免逸子・森茂起（2016）「ナラティヴ・エクスポージャー・セラピーの効果に関する文献展望」『トラウマティック・ストレス』14: 151-162.

Elbert T, Schauer M, Neuner F（牧田潔訳）（2017）「ナラティヴ・エクスポージャー・セラピー（NET）：トラウマティック・ストレスや恐怖，暴力に関する記憶の再構成」ウルリッヒ・シュニーダー，マリリン・クロワトル編（前田正治・大江美佐里監訳）『トラウマ関連疾患心理療法ガイドブック：事例で見る多様性と共通性』誠信書房，pp145-173.

（Elbert T, Schauer M, Neuner F（2015）Narrative Exposure Therapy（NET）: Reconsidering memories of traumatic stress, fear, and violence. In: Schnyder U, Cloitre M（eds）*Evidence Based Treatments for Trauma-Rerated Psychological Disorders.* Springer, pp229-253.）

Foa EB, Rothbaum BO, Hembree EA（2007）*Prolonged Exposure Therapy for PTSD: Emotional Processing of Traumatic Experiences, Therapist Guide.* Oxford University Press.（金吉晴・小西聖子監訳（2009）『PTSD の持続エクスポージャー療法：トラウマ体験の情動処理のために』星和書店）

Herman JL（1992）*Trauma and Recovery.* Basic Books.（中井久夫訳（1999）『心的外傷と回復』増補版，みすず書房）

伊藤正哉・竹林由武・中島聡美（2020）「トラウマ治療における悲嘆：複雑性悲嘆治療からの逆照射」『精神科治療学』35: 583-587.

岩井圭司（2020）「トラウマ臨床総論：様々な治療法からのエビデンスに基づいた選択を考える」『精神科治療学』35: 565-571.

Manfield P, Lovett J, Engel L et al（2017）Use of the flash technique in EMDR therapy: Four case examples. *Journal of EMDR Practice and Research* 11: 195-205.

森茂起（2017）「ナラティヴ・エクスポージャー・セラピー（NET）」野呂浩史編『トラウマセラピー・ケースブック：症例にまなぶトラウマケア技法』星和書店，pp175-193.

森茂起（2020a）「ナラティヴ・エクスポージャー・セラピー：傷を語る」『臨床心理学』20: 48-52.

森茂起（2020b）「ナラティヴ・エクスポージャー・セラピー（NET）における認知再構成について」『精神科治療学』35: 629-634.

才村眞理・大阪ライフストーリー研究会（2016）『今から学ぼう！ライフストーリーワーク：施設や里親宅で暮らす子どもたちと行う実践マニュアル』福村出版

マギー・シャウアー，フランク・ノイナー，トマス・エルバート（森茂起監訳，明石加代，牧田潔，森年恵訳）（2010）『ナラティヴ・エクスポージャー・セラピー：人生史を語るトラウマ治療』金剛出版（Schauer M, Elbert T, Neuner F（2005）*Narrative Exposure Therapy: A Short-Term Intervention for Traumatic Stress Disorders after War, Terror, or Torture.* Hogrefe & Huber Publishers）

Schauer M, Elbert T, Neuner F（2011）*Narrative Exposure Therapy: A Short-Term Treatment for Traumatic Stress Disorders. 2nd revised and expanded ed.* Hogrefe Publishing.

鈴木太・牧野拓也（2020）「複雑性 PTSD のこれまでとこれから」『精神科治療学』35: 573-578.

八木淳子（2021）「自然災害とトラウマフォーカスト認知行動療法」亀岡智美・飛鳥井望編『子どものトラウマと PTSD の治療：エビデンスとさまざまな現場における実践』誠信書房，pp108-126.

第7章

EMDR の活用と工夫

Masaya Ichii
市井雅哉

複雑性 PTSD（CPTSD）に対する EMDR のエビデンス

　DSM-Ⅳ-TR が DSM-5 へと改訂されたとき，心的外傷後ストレス症（Post-Traumatic Stress Disorder：PTSD）の分類は不安障害群から心的外傷およびストレス因関連障害群へと移された（American Psychiatric Association, 2013）。これは，症状主体の DSM の考え方からすれば，大きな変化であり，病因に焦点を当てた新たな診断分類が誕生したことになる。すなわち，診断において，病因を検討し，病因がクライエントに与えているインパクトを探ることとなった。ストレッサー（病因）としては，「実際にまたは危うく死ぬ，重傷を負う，性的暴力を受ける出来事への，直接体験，目撃，（近親者や親しい友人なら）伝聞など」（筆者訳）として記述されている。

　一方，ICD ではすでに，ICD-10 の時点で，F43 重度ストレス反応および適応障害という分類に「外傷後ストレス障害 Post-traumatic stress disorder」は含まれており，F40 恐怖症性不安障害，F41 他の不安障害とは分類が分かれていて，発症についての別のモデルが仮定されていたと言えよう。そして，2018 年に ICD-11（WHO, 2018）で複雑性心的外傷後ストレス症（Complex Post-

Traumatic Stress Disorder：CPTSD）が登場し，症状をもたらすストレッサーとしては，「極度に脅威的ないしは恐怖となる性質の出来事で，最も多くは，逃れることが困難ないしは不可能で長期間あるいは繰り返された出来事」（飛鳥井，2021）と定義された。その例としては，拷問，奴隷，大量殺戮作戦，長期化したDV，繰り返された子どもの身体的虐待や性的虐待が挙げられている（WHO, 2018）。Terr（1994）は，繰り返される子ども時代のトラウマをⅡ型トラウマと命名して，単一の出来事のトラウマであるⅠ型トラウマと対置して注目していた。Ⅱ型トラウマの代表的なものは児童虐待であるが，これは，健康な人格形成を阻害し，CPTSDのみでなく，パーソナリティ障害，解離症など幅広い障害に結びつくと指摘されている（Herman, 1992；森，2011）。

ICD-11におけるCPTSDの診断を満たすための症状としては，PTSD症状とともに，自己組織化の障害（Disturbances in Self-Organization：DSO＝感情制御困難，否定的自己概念，対人関係障害）が記述されている。

さて，EMDR（Eye Movement Desensitization and Reprocessing：眼球運動による脱感作と再処理法）のPTSDへの有効性はWHO（2013），国際トラウマティック・ストレス学会（International Society for Traumatic Stress Studies：ISTSS）（2018）が第一選択として認めるところである。また，CPTSDに関しては，Ehringら（2014）が子ども時代に虐待を受けた成人PTSD患者への心理療法のメタ分析を行っているが，その中で3つのEMDR研究の平均効果値をHedges's g＝1.53（Pre vs Post），2つの研究での他治療との比較ではg＝0.76（vs待機群もしくはトラウマに焦点を当てないCBT），g＝0.39（vs通常治療，プラセボ群）と記しており，EMDRの中程度以上の有効性が示されている。

しかし，EMDRをCPTSDに用いる際には，PTSDに用いるのとは異なり，さまざまな工夫が必要である。それは大きく分けると，(1)生育歴聴取・治療計画の工夫，(2)ターゲット選択の工夫，(3)準備の工夫，そして(4)再処理の工夫の4つである。

8段階と3分岐の標準的EMDRプロトコル

EMDRには8つの段階（図7-1）があり，第1（生育歴・病歴聴取）〜2段階

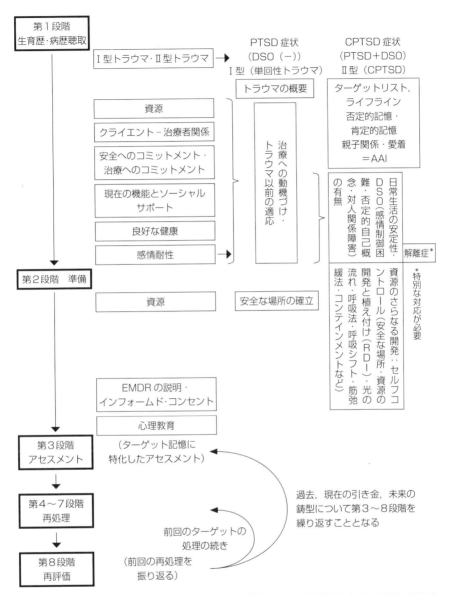

図 7-1 EMDR における 8 段階と 3 分岐（Ⅰ，Ⅱ型トラウマでの違い）（市井，2021b を改変）

（準備）では，処理に向けて必要な情報を収集し，EMDR の適否を判断し，治療計画の全体像を概観し，安全な場所や RDI（Resource Development and Installation：資源の開発と植え付け）という手続きの中で，肯定的なイメージを開発し，定着させ，肯定的なネットワークを活性化する。第 3 段階のアセスメントは，症例全体のアセスメントの意味ではなく，焦点を当てる否定的出来事についての評価である。ターゲット記憶の映像，否定的自己認知，それに置き換えたい肯定的自己認知，その信憑性（Validity of Cognition：VOC：1〜7），否定的感情，その強度（Subjective Unit of Disturbance：SUD：0〜10），そして身体で感じる部位を同定する。そして，第 4〜7 の再処理段階に入っていく。一方で否定的記憶に焦点を当て，もう一方では，目の前の素早く水平に動く指を目で追う作業を行う（二重注意）。眼球運動の代わりに，左右交互のリズミカルな触覚刺激，聴覚刺激とすることもできる。1 セットは約 25〜30 往復で，その後，深呼吸をしてもらい，気がつくことを報告してもらう。それは，映像でも，考えでも，身体感覚でも構わない。報告に焦点を当て，続けて両側性刺激を与え，また，深呼吸後，想起されたものの報告を受けるという手続きを繰り返す。連想に任せて，イメージが広がったり，時代が下ったり遡ったり，映像がぼやけたり，いかなる変化にも「それと一緒に」と次の眼球運動を行わせることで沿っていく。否定的な感情が消え（第 4 段階＝脱感作），肯定的認知を信じられる程度が上がり（第 5 段階＝認知の植え付け），不快な身体感覚が消失する（第 6 段階＝ボディスキャン）まで，こうした手続きを続ける。第 7 段階は終了で，日常へと戻る準備として，リラクセーションなどを用いて安全で落ち着いた状態へ移行する。そして，次のセッションで再評価（第 8 段階）して，再び，アセスメントや再処理を繰り返す。処理すべき記憶の数に応じて第 3〜8 段階を繰り返すこととなる。さらに，3 分岐プロトコルとして，過去のトラウマ，現在の引き金，未来の鋳型に焦点を当てて，この第 3〜8 段階を繰り返す。

適応的情報処理モデル

EMDR では，非適応的記憶が適応的記憶へと変わることを目指し，これを

処理と呼んでいる。非適応的な状態では，出来事当初のイメージ・音・感情・身体感覚を含む情報が混乱した状態のまま維持される。したがって，内界や外界からの刺激が引き金になり続けるために，フラッシュバック，悪夢，侵入思考など PTSD の陽性症状が現れる。出来事がすでに過去のこととなっているにもかかわらず，当時と同様の恐怖に駆られ，コントロール感を失い，適切な振る舞いができない。一方，適応的な記憶は，その記憶を想起するときに感情的にも生理的にも安定していることが可能で，ほかのさまざまな経験と統合したり，意味を見出したりすることができ，結果として適切な行動がとれる。

　EMDR が立脚するモデルとしては，適応的情報処理モデルが提案されている。①そもそもわれわれの脳が，情報を適応的な方向へと変える力をもっている。②それが，強度のストレスやトラウマ，慢性的なストレスなどにさらされた結果，この力が機能しなくなることが起こる。現在の問題や症状の根源はこのような処理されない記憶ということになる。③そこへ両側性刺激（水平方向の眼球運動，左右交互の聴覚刺激や触覚刺激）を加えることで，そもそもの適応的情報処理の力が取り戻される。結果として現在の問題も解消される（Shapiro, 1995/2001）。トラウマ記憶を想起しつつの両側性刺激は過去と現在を意識させる。また一方で連想を活性化し，トラウマ記憶の周辺にあるさまざまな記憶のネットワークとの結びつきが生まれることにより，情報処理が起こると考えられている。

　われわれの脳がもっている力とは，生存のための力であり，否定的な体験を肯定的な体験と結びつけることができる。否定的な体験の周囲には，肯定的な記憶や要素が散らばっている。最初の肯定的な要素としては，否定的な体験にも必ず終わりはあるし，それを自身が作り出したかもしれないし，助けてくれる人がいたかもしれない。この治療の場に辿り着くには，誰かからの情報提供があったかもしれないし，自力で辿り着けたかもしれない。最終的にこの場所にいるのは，その人の勇気や決断力の賜物であり，目の前の治療者は自分の話に熱心に耳を傾けてくれる。過去に遡ると，これまでにも苦境を乗り越えてきた経験やそれを支えてくれた人がいた可能性がある。病気やケガが治った経験もあれば，成長とともに身につけ，できるようになったスキルもあるだろう。人やペットとのちょっとした交流，さまざまな遊び，小さな成功体験もあるだ

ろう。これらを資源と呼ぶことができる。

　考えたり，話したりする中で，否定的な出来事の全体像をつかみ，こうした周辺情報との結びつきに気づき，人生全体における位置づけをし，原因帰属を明らかにし，大きな教訓的な要素を抽出する。次なる危険には備えつつ，それ以外の不要な詳細情報や強い否定的な感情は忘れることができれば，否定的経験はもはやそのインパクトを失う。

　上記からわかるように，資源が適切に機能することがこの適応的情報処理の肝と言ってもよい。

　たとえば，プラスの記憶が9割あれば，1割のマイナスの記憶などは「あのときも乗り越えられたし，私には支えてくれる人がいるのだから，今回も大丈夫」と楽観的に考えられる。もちろん，9割と1割などと量的に数えることができるかはわからない。さらに，単純な比率の問題ではなく，どの時期にどのような体験をするかも重要なのは言うまでもない。幼少期に養育者との愛着があり，思春期に対人関係がほぼ良好で，学業，その他などでそれなりの成功体験がある人が，成人してからの単回の外傷体験を負った場合には，PTSDと診断されるわけだが，自然治癒の力は強いと考えることができるだろう。最近の悲惨な事件・事故によって，強烈な心的外傷後ストレス反応が現れても，EMDRによる数セッションで，プラスとのつながりを刺激してあげることで治癒が導ける可能性は高い。van der Kolkら（2007）は，成人後発症のPTSDと子ども時代に発症したPTSDでEMDRに対する反応性に差があったことを報告しており，6ヵ月後の治癒率が成人期発症で83％であったのに対して，子ども時代の発症では30％であった。Knipe（2015）は，この違いを愛着障害，発達課題の達成困難，対人関係の学びにおける困難などにあると指摘している。

CPTSDに対するEMDRにおける工夫

（1）病歴・生育歴聴取——治療計画における工夫
　第1段階は主訴を聞き取るところから始まるわけだが，CPTSDのクライエントの中には，その作業だけで調子を崩す者もいる。症状の中に感情調整の問題が含まれているので，容易に調整できる範囲を超えることとなる。この時点

表 7-1 　成人愛着面接（AAI）の質問項目の簡略版（上野，2010，筆者改変）

1. まず，あなたの子ども時代の家族構成，どこにお住まいになっていたか等からお話していただけますか？
2. あなたの小さい頃のご両親との関係をできるだけ小さい頃にさかのぼってお話していただきたいのです。
3. 子ども時代の母との関係を描写するような言葉を5つ教えてください。私が，それらを書きとめ，その後どうしてその言葉を選んだのかについてエピソードなどをお尋ねします。
4. 子ども時代の父との関係を描写するような言葉を5つ教えてください。私が，それらを書きとめ，その後どうしてその言葉を選んだのかについてエピソードなどをお尋ねします。
5. ご両親のどちらにより親近感を持っていましたか。また，それはどうしてですか。
6. あなたが感情的に混乱したとき，あなたはどのようにしましたか。また，どうなりましたか。特に思い出すエピソードはありますか。けがをしたときは。病気のときは。
7. 両親と最初に離れたときのことを覚えていますか。
8. 子ども時代，両親から拒絶されたと感じたことはありますか。そのとき，あなたはどのようにしましたか。両親は，子どもを拒絶したと自覚していたと思いますか。
9. 両親に，恐らくしつけのためか或いは半分冗談で，脅されたことなどありましたか。
10. ご自分のご両親との全般的な経験が今のご自分にどのような影響を与えたと思われますか。子ども時代の経験がご自分の成長の過程において何らかの否定的な影響を及ぼしたと思われたことなどありますか。
11. 子ども時代，両親がそのようにふるまったのはどうしてだと思いますか。
12. 子どもの頃に，親のように慕っていた他の大人の方はいましたか。
13. 子どもの頃に，ご自分の親か他の家族の一員，例えばきょうだいとか他の近しくしていた親戚がお亡くなりになった経験はありましたか。
14. 子ども時代の頃と比べて，ご両親との関係にいろいろと変化があったと思いますか。
15. 現在のあなたと両親との関係はどのようなものですか。

から急ぎすぎないことが求められる場合があることを銘記しておきたい。ゆっくりが早道という言い回しがされる。後述する事例の図7-3に示したようなライフラインをクライエントに書いてもらうことで，発症以降を含めた人生全体をおおまかに把握することもできる。ここでも最初からあまり細かく聞きすぎないことがポイントとなる。

　次に，親や養育者との関係を丁寧に探ることが必要となる。表7-1には成人愛着面接（Adult Attachment Interview：AAI）の簡略版（上野，2010）を示した。AAIの活用にはしっかりとした訓練が必要とされるが，包括的な把握のために参考にすることはできるであろう。ジェノグラムを活用して，クライエントに影響を与えた人物，その人物に影響を与えた人物などを把握することも必要である。すなわち，親世代のみならず，祖父母の世代まで可能な限り情報

を入手する。

　生育歴・病歴聴取では，こうしたツールを使うなどして，発達早期の否定的記憶（処理のターゲット），肯定的記憶（資源）を探ることになる。この段階で，資源が十分にないとなると，第１〜２段階はよりゆっくりと，曝露的にならないように進めることが必要となる。主訴と関連する否定的な記憶のみに気をとられて，肯定的な資源を見落とさないようにすることである。

（2）ターゲット選択の工夫

　こうして収集した否定的記憶の中から再処理段階でターゲットとする記憶をリストアップする。EMDRには３分岐のプロトコルといわれる原理がある。すなわち，過去の記憶の処理，現在（近い過去）の記憶の処理，未来の鋳型の植え付けという３つをこの順にカバーすることで終結へ向かう。

　過去の記憶の処理では，主訴とつながる記憶で最も古い記憶を試金石記憶と呼び，通常ならこれから古い順に処理を行う。もしくは，症状と直結するが，一番古いわけではない記憶を先に扱うことで症状の軽減を先に体験してもらうことも比較的オーソドックスな選択肢である。ただ，感情耐性に問題があり，トラウマと関連した強い症状が出ている場合，古い記憶に早々に焦点を当てることは難しい。子ども時代のトラウマがあっても，成人期のトラウマを扱うことで症状の改善がみられるという報告があり（van der Kolk et al, 2007），子ども時代のトラウマに焦点を当てることに耐性のないクライエントには，子ども時代の記憶はイメージの容れ物に入れておくことなどが提案されている（Korn, 2009）。Leeds（2016）は順番を決める原則として，以下の４つを挙げている。

　１．より古い記憶から始める。

　２．最悪の症状から始める。

　３．活性化している記憶を選択する。

　４．クライエントから同意をもらえる記憶から始める。

　CPTSDのクライエントには１，２の負担がより大きくなる可能性がある。３，４はより最近の記憶が選ばれる可能性が高いのだが，これらの記憶で変化が実感されれば，症状も軽快，もしくは軽快の兆しがみえることで，治療への動機づけが高まり，１，２へと進むことができるかもしれない。

（3）準備段階での工夫

資源の重要性については，先にも指摘した。表7-2には，上西・市井（2016）が示した心理的リソース尺度の二次５因子と下位因子を示した。こうした肯定的資源がクライエントの適応的な方向へ向かう力となるので，丁寧に見つけて，意義づけていくことが役に立つ。

この意義づけの作業の一つの方法としては，資源の開発と植え付け（RDI）がある。表7-3には，RDIの手続きの概略を示した。

このように，成長途上にたくさんの困難を抱えると，困難のうえにさまざまな経験を積むわけだから，そうでない人よりもプラスの経験が少ないことになる。脳の中にあるプラスの（適応的な）情報のネットワークが不足していると，焦点を当てている否定的な情報ネットワークに結びつく対象がやはりネガティブな情報となることが多く，自己治癒へ

表 7-2　心理的リソース尺度の二次５因子と下位因子（上西・市井, 2016）

二次５因子	下位因子
言語的資源	言葉・考え 歌・作品
象徴資源	ポーズ／姿勢 体の感覚 信仰 風景・場所 食べ物
人物イメージ資源	仲間・グループ 写真・映像 人 家族
自己資源	過去の達成体験 未来の自分
身の回り品資源	服・アクセサリー お守り・物

表 7-3　資源の開発と植え付け（RDI）の手続き（Leeds, 2016）

1. 行動連鎖分析から目標状況を特定する。
2. 達成，関係，または象徴的な記憶あるいはイメージで以下のようなものを１つ選ぶ。
 ・目標状況に必要な能力を表し，しかも
 ・肯定的な感情に関連している
3. （誘導イメージを通して）可能な限りその記憶の多くの側面にアクセスし，（クライエントの叙述の繰り返しを通して）強化する
4. 眼球運動（またはタッピングや聴覚刺激）の短いセット（それぞれ６〜12往復）を加える。
 ・ポジティブな記憶へのアクセスを保持する必要がある場合は，各セットの前にクライエントの叙述を繰り返して聞かせることが有効である。
5. ステップ２〜４を必要な記憶と特性の数だけ繰り返す。
6. クライエントが（未来の鋳型として）目標状況においてこれらの適応的な能力を利用しているところを想像上で思い描けるようになるまで5を繰り返す。
7. 目標状況においての安定性をクライエントからのフィードバックで確認し，必要に応じて2〜6を同一または他の目標状況で繰り返す。

とつながる力が弱くなる可能性が高い。そもそも，目の前の治療者を本当に信じていいと思えない。「この人も，また裏切ったり，騙したり，見捨てるかもしれない」。養育者との愛着関係がない，友人や教師との関係が薄いか悪いとなると，対人関係に困難を抱え，治療者－クライエント関係の形成にも悪い影響が及ぶ。

　不適応は広範囲に及ぶ。CPTSDの診断基準にあるDSO（自己組織化の困難）症状が生活の広い範囲でみられると，今現在の生活の中でもプラスが自然に積み上がることは期待しにくい。

　こうしたCPTSDのクライエントを扱う場合には，過去のトラウマを扱うより前の段階として，日常でこれ以上のマイナスを背負い込まないようにすることが必要となる。新たに否定的な情報ネットワークができれば，全体のバランスを肯定的な方向へ移行させるのはますます難しくなるだろう。したがって，子ども時代のトラウマを扱う前に，日常の対処能力が高まり，些細でも達成体験，ケアされた体験，支えられた体験などを見つけることで，肯定的なネットワークを新たに形成することとなる。こうしたプラスの体験の中には治療者との関係も含まれるので，クライエントが不安定で，遅刻や繰り返されるキャンセル，ドタキャン，連絡なしのキャンセルがあっても，辛抱強く付き合うことも必要ということになる（岡野，2019）。

（4）再処理段階における工夫

　養育者との愛着記憶が否定的であると，自己の存在理由にまで疑問を抱くことになる可能性が高い。この記憶へのアクセスは容易に感情耐性の範囲（耐性の窓）を超え，交感神経優位の過覚醒状態を起こし，さらには副交感神経（背側迷走神経）優位の低覚醒状態へといたってしまうことが起こり，適切な処理が起こらない（図7-2）（Ogden et al, 2006）。滴定と呼ばれる，少しずつトラウマにさらし，ギリギリ窓の外へ出ない，もしくは，少し出てはすぐに戻ってこられることが望ましい。そこでは，眼球運動（Knipe, 2015）や今ここへの気づき（Knipe, 2015），ソマティックな介入（Ogden et al, 2006）などを使うことが役に立つ可能性が指摘されている。比較的最近の小さなトラウマ（現在）を，その問題の感情のみ，身体感覚のみなどに限って焦点を当てる方法（指先方

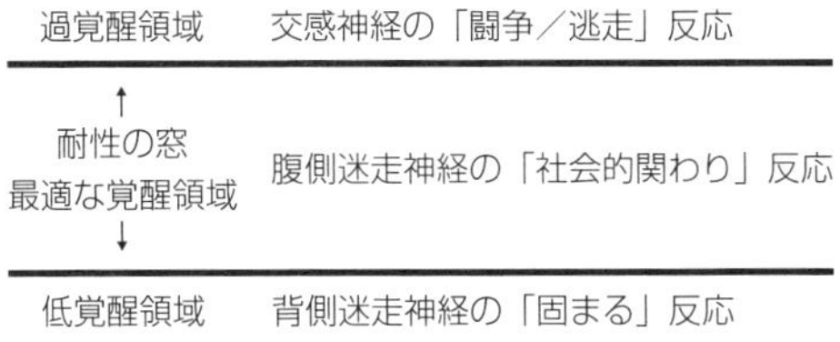

過覚醒領域	交感神経の「闘争／逃走」反応
↑ 耐性の窓 最適な覚醒領域 ↓	腹側迷走神経の「社会的関わり」反応
低覚醒領域	背側迷走神経の「固まる」反応

図7-2　３つの覚醒領域と多重迷走神経階層の関連

略）も提案されている（Mosquera, 2019）。また，責任，安全，選択を明確にする認知の編み込みを比較的早期に用い，適応的なネットワークへと向かわせることで感情調整不全を防ぐことができる。

　感情調整不全の場合，解離の機制を使って対処して解離症にまでいたっていることもあり，これには特化した介入が必要である。構造的解離理論に基づいて，解離障壁を緩めていく方法が提案されている（Knipe, 2015；Mosquera, 2019）。

事　例

　既発表の事例（市井, 2021a, b）をさらに詳しく解説する。

　クライエント（E）：40代男性。離婚。子どもなし。一人暮らし。無職。生活保護。

　症状：抑うつ，不眠，フラッシュバック，侵入思考。

　診断：CPTSD

〔家族歴〕

　原家族は，父親，母親，２歳上の姉の４人家族である。父親は，アルコールの問題があり暴力的で，母親へのDV，Eへの虐待（小学生の頃，お灸，逆さ吊り，縛る，裸にする，弱視を無視して野球チームに入れる）があった。DVの被害者である母親はEへの父親の暴力には介入せず，むしろ中学生のEの体を執拗に洗うという性虐待を行った。姉はEへの虐待が始まると自室にこもって，現実から目をそむけていた。父親はX-18年に病死した。母親は最近になって本人へ謝罪し，微々たる額であるが慰謝料を毎月払ったが，治療経過中に病死した。

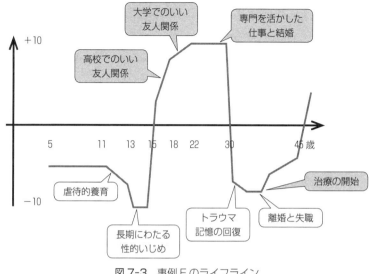

図 7-3　事例 E のライフライン

〔生育歴・病歴〕（図 7-3）

　小学生までは厳しい父親に虐待的養育を受けた。中学時代にクラスメートから，人前で裸にされ，自慰をさせられる，ほかの男子の自慰を手伝わされるなどの激しい性的いじめに遭い，1 年以上被害が続いた。転居後，高校時代は運動部に所属し，親友もでき，平穏だった。大学は親元を離れて生き生きと過ごした。大学卒業後，専攻した専門知識を活かして，会社勤めをし，職場で元妻と出会い，結婚して充実した日々となった。ところが，中学時代の友人の葬儀に出て，古い写真を見た時点で，ずっと解離し，健忘していた性的ないじめ被害の記憶が蘇り，不調となり精神科受診となった。元妻との性行為ができなくなり，また，元妻の浪費癖もあり，離婚にいたった。睡眠障害，侵入思考，悪夢，フラッシュバック，抑うつ，頭痛，性器周辺の不快感，強い性衝動，それに伴う少年への性加害行為などの症状で，仕事を退職した。その後，現在まで生活保護を受給している。一方で，自助グループ，人権擁護の NPO 団体などに通って熱心に活動している。

　PTSD 症状としては，フラッシュバック，侵入思考といった再体験，解離による回避・麻痺，抑うつという気分の陰性の変化，睡眠障害という過覚醒がみ

られた。DSO（感情制御困難，否定的自己概念，対人関係障害）としては，怒りの感情が大変強く，サバイバーとしてのアイデンティティのみしかもてない様子で自尊心が低下しており，妻との関係の破綻，性的いじめのことを福祉関連の支援者に開示しては，その反応に落胆し，関係を切ってしまうということが頻繁に起こるという対人関係の問題を抱えていた。このように CPTSD の診断基準を満たしていると言える。

〔治療経過〕

第1段階で行う治療計画の策定では，扱うべきターゲット記憶として，①父親からの虐待の記憶，②母親からの性虐待の記憶，③性的ないじめの記憶，④元妻との葛藤の記憶，⑤原爆資料館や戦争映画の記憶などがリストアップされた。試金石記憶としての①を処理し，現在の症状の大元になっている③を処理するという治療計画を立てた。症状改善のための寄与という点では③を先にターゲットとする選択もありうるが，父親が死去していることから①の処理が比較的にスムーズに運ぶことが予想された。加害者が死去していることは，攻撃を向けるイメージを想起しても，加害者からの反撃の恐れを感じることが少なく，処理については有利である。しかし，感情をぶつける相手がいないことが虚しさへとつながる場合もある。また，③の状況を脱するためのサポートを家族から得られないという下地を①が作ってしまっていたと考えられたので，先に扱う必要性を感じた。その他はほぼ時系列に沿って扱うこととした。⑤は古い記憶ではあるが，治療の過程で出現した。

第2段階の準備としては，プラスの記憶を想起してもらう資源の作業を行った。優しかった小学校の先生やクラスメート，高校時代の親友とその母親，仕事での成功体験，NPO 団体の先輩などを，次々と資源記憶のターゲットとして RDI で強めた。これらは自身の達成資源，支えてくれた関係資源などで，守られている感覚や自己肯定感を強めることができた。

第3〜7段階のアセスメントから再処理の段階は，上記の①〜⑤の記憶をそれぞれ1〜数セッションにわたって処理した。これらの処理は，一度処理されても，さまざまな形で最近の出来事により引き金を引かれては，ぶり返すことがあり，資源記憶の探索や強化に戻って，再度否定的な記憶の処理へと戻ることもあった。薬物療法の調整（今の主治医に会うまでは，薬物を多剤，過量投与

されていた様子）で睡眠が改善されてからは，ぶり返しがほぼなくなり，効果が維持されている。治療開始からは 16 年（183 回）が経過して，ようやく復職への職業訓練が始まった。

〔再処理の例〕

ここでは，再処理の例として，性的いじめの場面の処理について紹介する。

処理前のアセスメントは以下の通りであった。

映像：体育館の倉庫で入口を開けた状態で性的ないじめを受けている

否定的認知：私は自分を守れない

肯定的認知：自分のために声をあげられる

VOC（認知の妥当性＝肯定的認知を信じられる程度）：1.5 ／ 7

感情：孤独感，寂しい，つらい

SUD（苦痛の強さ）：10 ／ 10

身体感覚の場所：性器，膀胱，太ももの周辺

2 セッションで SUD は 1.5 まで低下し，VOC は 6.1 まで上昇した。再処理のセッション 1 では，はじめは被害場面の細部，女子に見られそうな困惑などが想起されたが，いじめが終わるきっかけとなった E のケガ，後輩の中でいじめに加担しなかった人，いじめ自体がおおっぴらにならずに済んだこと，その後のクラスでの支持的な雰囲気などが出てきた（15 セット）。セッション 2 では，治療者の「大人の E さんが助けに行くとしたら？」という大人の視点を入れる認知の編み込みに対して，大人の E が当時の E を助けに行き，「君は悪くないよ。守ってあげるよ。学校を休んでもいい」と言うイメージが出現することで，責任の部分（自責から他責へ）がクリアになった。さらに，泣いたり抵抗したりするイメージ，相手を殴り，彼らが許しを乞うという選択（今なら選べる行動）のイメージが出現した（17 セット）。

両セッションとも，最後に高校の親友に守られた資源記憶のイメージを想起して終了とした。

〔まとめ〕

親からの虐待，幼児期，思春期のいじめは，人への不信感を植え付け，対人関係に困難をきたすことが少なくないだろう。E の場合，解離することが一つの対処方略だった可能性がある。数は少ないが，教師の支援，高校以降の充実

した人間関係の中で，対人関係の基本を学び直したことが考えられる。仕事での成功，結婚などはプラスの要素として苦しい過去を覆い隠すだろう。しかし，解離していた記憶が蘇ることで大きく人生が崩れる。その後は自助グループ，周囲の支え，NPO 団体での活躍，治療の場などのプラスを積み重ね，資源記憶を想起し，自己肯定を高めることができた。資源と再処理を繰り返すことで回復へと進んでいる。

　プラスの記憶を賦活しつつ，トラウマ記憶に接近することで，トラウマ記憶を乗り越える力を引き出せた。しかし，それは直線的によくなることはなく，いわば螺旋階段をゆっくりとめぐるような緩やかな進歩を，そして時には退歩を辿ることとなる。長期の離脱期間などもありながら，治療者がちゃんと待っていることが支えとなった。日常でのささやかな成功体験，癒やされる体験を地道に積み重ねていった。

おわりに

　CPTSD に対して EMDR を用いる際の 4 つの工夫，(1)生育歴聴取・治療計画の工夫，(2)ターゲット選択の工夫，(3)準備の工夫，(4)再処理の工夫について事例を交えて解説した。EMDR が苦痛な記憶に対して目を動かすだけの単純な治療法ではないことがわかっていただけたのではないだろうか。

謝辞：事例掲載をご快諾いただいたクライエントさんに深謝いたします。

〔文　献〕

American Psychiatric Association（2013）*Diagnostic and Statistical Manual of Mental Disorders. 5th ed.* American Psychiatric Publishing.（高橋三郎・大野裕監訳（2014）『DSM-5 精神疾患の診断・統計マニュアル』医学書院）

飛鳥井望（2021）「複雑性 PTSD の概念・診断・治療」原田誠一編『複雑性 PTSD の臨床："心的外傷〜トラウマ"の診断力と対応力を高めよう』金剛出版，pp15-24.

Cloitre M, Courtois CA, Ford JD et al（2012）The ISTSS Expert Consensus Treatment Guidelines for Complex PTSD in Adults.（https://www.istss.org）

Ehring T, Welboren R, Morina N et al（2014）Meta-analysis of psychological treatments for posttraumatic stress disorder in adult survivors of childhood abuse. *Clin Psychol Rev*

34: 645-657.

Herman JL（1992）*Trauma and Recovery*. Basic Books.（中井久夫訳（1999）『心的外傷と回復』増補版，みすず書房）

市井雅哉（2021a）「EMDR」原田誠一編『複雑性 PTSD の臨床："心的外傷～トラウマ"の診断力と対応力を高めよう』金剛出版，pp187-190.

市井雅哉（2021b）「EMDR におけるアセスメント」野呂浩史編『トラウマセラピーのためのアセスメントハンドブック』星和書店，pp197-216.

ISTSS Guidelines Committee（2018）Posttraumatic stress disorder prevention and treatment guidelines: Methodology and recommendations.（https://istss.org/getattachment/Treating-Trauma/New-ISTSS-Prevention-and-Treatment-Guidelines/ISTSS_PreventionTreatmentGuidelines_FNL-March-19-2019.pdf.aspx）

Knipe J（2015）*EMDR Toolbox: Theory and Treatment of Complex PTSD and Dissociation*. Springer.（菊池安希子・大澤智子訳（2019）『EMDR ツールボックス：複雑性 PTSD と解離の理論と治療』星和書店）

Korn DL（2009）EMDR and the Treatment of Complex PTSD: A Review. *Journal of EMDR Practice and Research* 3: 264-278.

Leeds AM（2016）*A Guide to the Standard EMDR Therapy Protocols for Clinicians, Supervisors, and Consultants. 2nd ed.* Springer.（太田茂行・市井雅哉監訳『EMDR 標準プロトコル実践ガイドブック：臨床家，スーパーバイザー，コンサルタントのために』誠信書房）

森茂起（2011）「PTSD」日本心理臨床学会編『心理臨床学事典』丸善出版，pp260-261.

Mosquera D（2019）*Working with Voices and Dissociative Parts: Trauma Informed Approach*. IRTRA-TP.（市井雅哉監訳（2021）『解離性障害における声やパーツとワークする：EMDR セラピストのための実践ガイド』星和書店）

Ogden P, Minton K, Pain C（2006）*Trauma and the Body: A Sensorimotor Approach to Psychoterapy*. Norton.（日本ハコミ研究所訳（2012）『トラウマと身体：センサリーモーター・サイコセラピー〈SP〉の理論と実践』星和書店）

岡野憲一郎（2019）「CPTSD について考える」『精神療法』45: 336-342.

Shapiro F（1995/2001）*Eye Movement Desensitization and Reprocessing (EMDR): Basic Principles, Protocols, and Procedures*. Guilford Press.（市井雅哉監訳（2004）『EMDR：外傷記憶を処理する心理療法』二瓶社）

Terr L（1994）*Unchained Memories: True Stories of Traumatic Memories Lost and Found*. Basic Books.

上西裕之・市井雅哉（2016）「心理的リソースに関する尺度作成の試み」日本 EMDR 学会第 11 回学術大会ポスター発表

上野永子（2010）「Adult Attachment Interview の臨床への適用とその展望」『人文論究』59: 164-180.

van der Kolk BA, Spinazzola J, Blaustein ME et al（2007）A randomized clinical trial of eye movement desensitization and reprocessing（EMDR）, fluoxetine, and pill placebo in the treatment of posttraumatic stress disorder: Treatment effects and long-term maintenance. *J Clin Psychiatry* 68: 37-46.

World Health Organization（2018）ICD-11 International Classification of Diseases 11th Revison.（https://icd.who.int/）［最終アクセス 2021 年 5 月 3 日］

第8章

持続エクスポージャー療法（PE）の活用と工夫

Azusa Saito

齋藤　梓

　本章では，心理臨床の立場から，持続エクスポージャー療法（Prolonged Exposure Therapy：PE）の心的外傷後ストレス症（Post-Traumatic Stress Disorder：PTSD）に対する活用を述べる。まず，PE について簡潔に説明し，複雑性心的外傷後ストレス症（Complex Post-Traumatic Stress Disorder：CPTSD）への PE の有効性について概観する。その後，2つの架空事例を通して活用と工夫を述べていく。

　結論から述べるならば，PE は CPTSD に対しても有効であり，さまざまな研究で，PE 自体の実施については，特別な工夫や変更をせずとも PTSD 症状および自己組織化の障害（Disturbances in Self-Organization：DSO）に該当する状態が軽減していくと記されている。それは，臨床上の実感とも合致している。しかし，筆者が被害者支援や心理相談室等の多様な現場で実践してきた中で，あるいはスーパービジョンや事例検討を通してさまざまな事例を見聞きする中で，いくつかの点に留意する，あるいはいくつかの工夫を行うことで，より適切に実施できることを経験しており，その点を本章を通して共有したい。

PE について

PE は，PTSD を対象としたトラウマ焦点化認知行動療法の中でも代表的な曝露療法の技法である。PTSD に対するさまざまなガイドラインにおいて使用が強く推奨されており（National Institute for Health and Clinical Excellence, 2005；Institute of Medicine, 2007；Foa et al, 2009；American Psychological Association, 2017；VA/DoD Clinical Practice Guideline Working Group, 2017），日本においてもランダム化対照試験によって有効性が確認されている（Asukai et al, 2010；金ら，2015）。

PE は 1 回 90 分で週に 1，2 回，平均して 8 ～ 15 回のセッションで実施される。構成要素は治療原理の説明，トラウマ反応に関する心理教育，呼吸法，現実エクスポージャー／実生活内曝露（現実 Ex），想像エクスポージャー／イメージ曝露（想像 Ex），プロセシングである。現実 Ex は，トラウマ体験以降，トラウマを想起させるために避けている事物について，主観的苦痛尺度（Subjective Units of Discomfort〔Distress/Disturbance〕Score：SUDs，主観的な苦痛や不安を 0 から 100 までの数値で表す）を使用して不安階層表を作成し，段階的に曝露していく手法である。想像 Ex はトラウマ記憶を詳細に繰り返し想起し，記憶に曝露していく手法である。想像 Ex 後，振り返りを行い，トラウマ体験後の非機能的認知を見直していくために対話形式でプロセシングを実施する。実施の際には，必ず 4 日間のワークショップを受講し，最初の 2 例はスーパーバイザーの指導を受けながら行う。各セッションの内容は，飛鳥井（2015），金・小西（2016）をもとに表 8-1 にまとめた。

現実 Ex，想像 Ex を通して，安全な状況下で記憶や状況などのトラウマを思い出させる刺激に直面し，プロセシングにより非機能的認知を再検証する。クライエントは，過去を想起することとトラウマに再び遭遇することは違うと体感して過去と現在を分けて考えられるようになり，トラウマを想起させるために避けている刺激についても危険なものと安全なものの弁別がつくようになる。また，トラウマの記憶が整理され，自分の行動の背景にあった感情や考えに気がつき，自責感が軽減していく。PE はクライエントの負担が大きいので

表 8-1　PE の各セッションの内容

1	プログラムの概要説明，リラクセーションのための呼吸法
2	宿題の振り返り，トラウマ反応についての心理教育，現実 Ex の原理説明，不安階層表作成，現実 Ex 課題の選択，次回までの宿題確認
3	宿題の振り返り，想像 Ex の原理説明，想像 Ex，プロセシング，次回までの宿題確認
4	宿題の振り返り，想像 Ex，プロセシング，次回までの宿題確認
5	宿題の振り返り，想像 Ex，プロセシング，次回までの宿題確認
6	宿題の振り返り，想像 Ex（ホットスポット実施），プロセシング，次回までの宿題確認
7	宿題の振り返り，想像 Ex（ホットスポット実施），プロセシング，次回までの宿題確認
8	宿題の振り返り，想像 Ex（ホットスポット実施），プロセシング，次回までの宿題確認
9	宿題の振り返り，想像 Ex（ホットスポット実施），プロセシング，次回までの宿題確認
10	宿題の振り返り，想像 Ex とプロセシング，プログラムの振り返り，不安階層表による変化の確認，再燃予防，終結

　はないか，中断率が高いのではないか，といったセラピストの不安を聞くことも多いが，国内の相談機関において，PE を完遂した全例に PTSD 症状の改善を認めたという報告（飛鳥井，2015），PE 終了時には 72% が PTSD 診断がつかない状態になり，97% に症状の減少が見られたという報告（小西・吉田，2014）があり，PE の有用性は高い。また中断率は，たしかに待機群／通常治療群と比較して高いという報告もあるが（Bisson et al, 2013），国内相談機関での実施において 4%（飛鳥井，2015），14.7%（小西・吉田，2014）など報告されており，その結果にはばらつきがある。

　ただし，PE は，自傷行為や深刻な自殺念慮が 3 ヵ月以内に見られる場合，状態が安定していない精神病性障害が見られる場合，トラウマ体験の記憶が明確に欠落している場合には適応してはならない（飛鳥井，2015）。DV や虐待などで現在もまだ被害に遭うリスクが高い場合にも有効ではあるが，安全の確保が優先される（金・小西，2016）。また，薬物・アルコール乱用や依存，危険な住環境・労働環境，Ⅱ軸障害の存在，重度の解離症状，罪悪感や恥辱感が顕著な PTSD などがある場合，実施可能ではあるが，実施には検討を要する（金・小西，2016）。

複雑性 PTSD（CPTSD）に対する PE の有効性

PE はトラウマのタイプにかかわらず実施可能であり，CPTSD についても
いくつかの論文で言及されている。

Resick ら（2003）は，女性のレイプ被害者を対象とした研究において，研究
参加者を PE 群，認知処理療法（Cognitive Processing Therapy：CPT）群，待機
群にランダムに振り分けた。そして児童期性的虐待歴のある群と児童期性的虐
待歴のない群とに分け，介入後の評価まで完了した 121 名の女性のデータを分
析した。その結果，性的虐待歴のある群のほうが治療前の PTSD および解離
やアイデンティティの混乱などが重篤であること，しかし心理療法による治療
効果には両群で差がないことがわかった。治療効果は介入 9 ヵ月後の評価でも
維持されていた。de Jongh ら（2016）は，CPTSD のクライエントに対してト
ラウマ焦点化心理療法を実施する前に安定化をはかる期間を設けることが必要
かどうかについて，これまでの研究をレビューし検討を行った。その結果，感
情調節障害もトラウマ焦点化心理療法で改善することが示唆され，安定化をは
かる期間を設ける積極的理由はないと結論づけた。また Hoeboer ら（2021）は
CPTSD 群と PTSD 群とで，PE，集中的 PE，STAIR（Skills Training in Affective
and Interpersonal Regulation：感情調整と対人関係調整スキルトレーニング）と PE
を組み合わせた介入の 3 つを比較した。その結果，CPTSD 群は PTSD 群より
も PTSD が重度であり，併存疾患が多かった。しかし CPTSD であることは
治療の結果と関係がなく，3 つの介入間で治療結果に差はなかった。通常通り
の PE を実施することにより，ほかの研究と同様に DSO も軽減することがわ
かった。

日本においては，CPTSD との比較ではないが，小西・吉田（2016）が 47 名
の対象者に対して PE を実施した結果をまとめている。単回性トラウマ群，お
よび複雑な特徴をもったトラウマ群とで治療成績を比較し，トラウマの質は
PTSD，抑うつ，解離症状に関する PE の効果に影響を与えないことを明らか
にした。

CPTSD に対する PE の活用

これまで述べてきたように，CPTSD は PTSD よりも状態としては重篤であるが，PE の有用性は変わらないことが先行研究からは明らかになっている。臨床経験からも，その結果は妥当であると感じる。その理由は以下の2点である。

1点目は，まず，トラウマ体験の内容によって PE の有効性が変わるとは考えにくい。Resick ら（2003）の研究では，対象者の86％はレイプ被害に加えて1つ以上の重大なトラウマ体験を経験しており，41％は性的虐待の履歴を報告している。小西・吉田（2016）の研究においても，治療完遂者のうちトラウマ体験が1つのみの者は3分の1に過ぎなかった。筆者は，主に刑事手続にかかわる被害者を支援する被害者支援都民センターにおいて心理支援を実践している。都民センターは単回性の被害について相談する方が多く来所する傾向があるが，それでも加害者が交際相手や会社の上司，教師等であり，長期間反復して身体的暴力あるいは性暴力に遭っていた場合や，過去に交通事故や虐待，災害など複数のトラウマ経験がある場合は決して少なくない。しかし，小西・吉田（2016）においても，飛鳥井（2015）の都民センターでの PE の報告においても，完遂例のほとんどで状態の改善が見られている。PE の有効性を示したさまざまな先行研究においても，純粋に一度だけのトラウマを経験し，ほかに経験がないという者はそれほど多くないと推察される。

2点目は，CPTSD の DSO は，（CPTSD の診断がつくかどうかは別として）PTSD のクライエントにも見られるものである，という点である。PTSD のクライエントの多くは，情緒が不安定であり傷つきやすく，時には怒りが爆発し，自分を傷つける行動をとり，多かれ少なかれ解離の状態が見られる。また，被害により自尊心が低下し，強い恥や自責を感じている。他者に親密感をもつことは難しく，対人関係にも困難を抱えている。就労や学業，生活に影響が及んでいることも少なくない。そしてこれらの状態は，PTSD の症状が改善していくにつれて，並行して改善していく。

臨床経験からは，PE が実施できるかどうか，そして有効な結果につながる

表8-2　CPTSD に対する PE の工夫

- ・アセスメントで過去の成育歴，トラウマ歴を尋ねる
- ・医療機関と連携したうえで対応する
- ・PE の前および実施中，安全が確保されていることを継続的に確認する
- ・PE の前に解離や自暴自棄な行動に対する自覚とコントロールの方法を実施し，PE中も活用する
- ・PE の前に心理教育や治療原理の説明を繰り返し，治療関係を慎重に築く
- ・PE の前および実施中，心理教育で DSO の説明を丁寧に行う
- ・現実 Ex で，自然に回避しているために回避に気づいていないことがあることに注意する
- ・想像 Ex で取り上げる場面をよく話し合う
- ・想像 Ex によって起こる感情の混乱に注意する
- ・プロセシングで自責感や学習性無力感にしっかりと介入する，必要ならば心理教育を行う
- ・フォローアップを長期的に実施し，対人関係の形成，人生の再構築を見守る必要がある

かどうかは，CPTSD か PTSD かよりも，セラピストと信頼関係が築けているか，PE に取り組むための安全な環境が確保されているか，現実 Ex や想像 Ex の際の回避や情動の混乱に対処できるか，といった面接の基盤となる点が影響していると思われる。したがって，基本的には，CPTSD であっても，導入が可能だと判断された事例ならば，治療原理に忠実に，丁寧に PE を実施していく。

　しかしそうはいっても，CPTSD は PTSD より重篤な状態である場合が多く，長期間反復したトラウマ体験により長く苦しみ続けてきたがために，自尊心の低下が慢性化していること，回復可能であるとすぐには信じられないこと，解離や回避を対処方略として使用しており回避している事物に気づきにくいことなどが見られる。実施中の工夫を表8-2にまとめた。

　以下，2つの事例の経過を示す。なお，どちらも，複数の事例を組み合わせて個人が特定できない状態にした架空の事例である。

事例 F──成人後に交際相手からの DV 被害を受けた 20 代女性

〔トラウマ体験の概要〕

　2年間交際し同居していた相手からの継続的な DV 被害。怒鳴る，殴る，蹴る，浴槽に顔を沈める，火傷を負わせる，望まない性行為を強要するといったさまざまな暴力があった。別れ話をした際に殴られて肋骨を折られ，警察に

駆け込んだ。加害者は逮捕された。のちに，加害者は過去にも別の相手に DV を行っていたことがわかった。

〔面接の経過〕

　加害者の逮捕から 1 年後，裁判が終わって数ヵ月経った頃に，不眠や過度の警戒心，暴力経験のフラッシュバック，抑うつ感，情緒の不安定さが続き，心理相談機関に来所した。面接室でははじめ，視線が合わず，ソワソワと落ち着かず，緊張した様子だった。出来事の経緯を尋ねたが，話そうとすると呼吸が荒くなり，そのたびに「慌てず，ゆっくり息を吐きましょう」「話せるところだけ，焦らず話してください」と伝えた。

　初回は出来事と現在の状態，裁判までの経緯を聞き，トラウマ反応に関する簡単な心理教育を行った。強い不眠が見られたことと，本人から希望があったことから，精神科医療機関を紹介した。2 回目，3 回目に来所したときには，交際相手との出会いから逮捕までのことを聞き，リラクセーションと，トラウマ反応と DV に関する心理教育を行った。心理教育の中の，特に自分を責める気持ちにかかわるところで，呼吸が乱れるほどに泣き出した。4 回目，5 回目で成育歴などを尋ねたが，父親の DV で両親は離婚しており，現在は実家で母と同居しているが，迷惑をかけたくないのであまり事情を伝えていないことが語られた。以前は正社員だったが，元交際相手の逮捕後に退職し，現在，仕事はしていない。事件以降，人とのあいだに壁があるように感じること，他人に対してひどく猜疑的になっていることから，友人とは連絡を取っていない。自殺企図については，希死念慮はあるが実行したことはなかった。現在は受け取った示談金を使って生活している。紹介した先の医師と相談し，PE を導入する方向性を決め，6 回目に PE の説明を行った。しかし，トラウマの記憶に向き合うことが怖いので少し考えさせてほしいと，導入は保留になった。その後は 7 回目から 12 回目まで現在困っている問題について支持的な面接および心理教育を重ねた。その中で徐々に，自分の状態が DV の影響であると理解を深め，回復するのかもしれないという期待を持ち始めたようだった。13 回目のときに「PE に挑戦してみたい」と申し出があり，PE によって回復した人の DVD 映像を一緒に視聴した。「起きた出来事は違うけれど，状態が似ていると思った」ということだった。その後，14 回目にトラウマ体験の詳細の

確認，15回目に症状評価を実施し，16回目からPEを実施した。

なお，元交際相手の刑事処分の確認をすると，Fさんに近づかないこと，実家のある離れた場所で家族監督のもと生活すること，示談金を支払うことなどを条件に示談が成立しており，元交際相手には執行猶予の判決が出ていた。

〔症状評価〕

PTSD臨床診断面接尺度（Clinician-Administered PTSD Scale for D5M-5：CAPS-5），出来事インパクト尺度改訂版（Impact of Event Scale-Revised：IES-R），うつ病自己評価尺度（Center for Epidemiologic Studies Depression Scale：CES-D）を使用して現在の状態の評価を行った。CAPS-5は36点，IES-Rは60点，CES-Dは20点であった。

殴られたシーンや火傷のシーン，性行為の強要の場面が想起したくないのに想起される，水に沈む夢を見て息苦しくなって目が覚める，元交際相手に似た人を見ると心臓がバクバクして汗をかき避けてしまう，元交際相手と暮らしていた駅のそばには近づくことができない，眠れない，外を歩くときはいつも警戒していて非常に疲れる，小さな物音やインターホンの音で驚きしばらく動悸が止まらなくなる，などさまざまな状態が語られた。重篤な解離は見られなかったが，時々，世界から切り離された感覚がするということだった。また，家にいるときに恐怖がこみあげて涙が止まらなくなることや，DV被害に遭った自分，相手を見抜けずいつまでも別れられなかった自分を恥ずかしいと思い，自責感を抱いていること，相手に罵倒されていたため自分には価値がない感覚があること，他人に対して疑心暗鬼になっていることが語られた。

また，CAPSのライフイベンツ・チェックリストで過去のトラウマ歴を聞き取ったところ，幼い頃に自動車にひかれたことがあること，母が殴られている場面を目撃したこと，高校生の頃にたびたび電車内で痴漢の被害に遭っていたことが確認された。交通事故と痴漢被害は想起されないが，自分が暴力を受けていた場面が想起されると，母が殴られているところも時々思い出されるということだった。

なお，IES-RはPE中，2セッションごとに実施して状態の経過を確認した。

〔PEの経過〕

セッション1は通常通り実施した。

表8-3　事例Fの不安階層表

状　況	SUDs (S2)	SUDs (最終S)
1. 元交際相手と同居していたマンションを見に行く	95	40
2. 元交際相手と同居していた駅に行く	90	40
3. ドラマの暴力場面を見る	90	30
4. 顔を水につける	90	10
5. ドラマの性暴力場面を見る	90	30
6. 元交際相手に似ている芸能人の動画を見る	75	0
7. 元交際相手に似ている芸能人の写真を見る	70	0
8. 火のついたタバコを見る	75	10
9. 火のついていないタバコを見る	60	5
10. 電車で隣に男性が座っても立ち上がらない	75	20
11. コンビニで男性店員のレジに行く	50	0
12. 男性の友人に顔の前に手をかざしてもらう	70	15
13. 女性の友人に顔の前に手をかざしてもらう	50	0
14. 元交際相手と一緒に行ったライブの音楽を聴く	45	10

　セッション2では，宿題の確認，PTSDの心理教育，現実Exの説明および不安階層表の作成，宿題の選択を行った。不安階層表は表8-3の通りであった。宿題は，元交際相手と一緒に行ったライブの音楽を聴く，コンビニで男性店員のレジに行く，女性の友人に顔の前に手をかざしてもらう，の3つとした。**不安階層表の作成時には，元交際相手が現在住んでいる場所を再度尋ね，同居していた地域に危険がないことを確認した。**

　セッション3では，宿題の振り返り，想像Exの治療原理の説明，想起場面の選択，想像Ex実施，プロセシング，宿題の確認を行った。**どの場面を想像Exで扱うか，なるべく具体的で特定できる記憶を扱いたいと伝えて**話し合った結果，最もフラッシュバックする，死んでしまうという恐怖を抱いた浴槽に顔を沈められたとき，恐怖を感じた手足を縛られタバコの火をゆっくり近づけられて火傷を負わされたとき，屈辱的だった望まない性行為を強要されたときとした。どういった順番で想像Exを行いたいかを尋ねると，性行為の強要は最後にしてほしいと希望した。これまで何度か話してきた，火傷を負わされた場面から想像Exを開始することとした。また，想像Exの場面選択を話し合っていた際にFさんから「殴られていたときとか，身体の痛みが思い出せな

いことに，最近気づいたんです。これは解離でしょうか」と質問があり，解離について改めて心理教育を行った。想像 Ex について，**閉眼で行うことが通常だが，どうしても難しそうならば開眼で行うこともできる**と伝えたところ，「大丈夫だと思います」とFさんは閉眼で行うことを希望した。怒鳴られて手足を縛られたところから，火傷を負わされ，手足の拘束を解かれて相手が部屋を出ていったところまでを4回繰り返し話した。途中，恐怖が強まって目を閉じていることができなくなり，3回目と4回目は目を開けて，セラピストと対話する方法で実施した。想像 Ex 後，呼吸法をして少し落ち着きを取り戻し，その後のプロセシングでは，「こんなに怖いと思わなかった」と語った。

　セッション4〜6では，火傷を負わされた場面の想像 Ex を行った。セッション3のあとは一時的にフラッシュバックが強まり状態が悪化したが，徐々に落ち着いて話すことができるようになった。セッション6では閉眼で話しきることができた。Fさんは，身体が拘束された中での強い恐怖を思い出し，なぜ自分がこんな目に遭わないといけないのかという考えと，自分が悪いことをしたから罰を与えられているのだという考えのあいだで揺れ動いていたことを語った。セッション6では，「自分にもいたらないところはあったかもしれないけれど，火傷をさせられるほどではない」と，自責感が少し減った様子が語られた。

　セッション7〜11では，浴槽に顔を沈められた場面について想像 Ex を行った。セッション7では，途中で恐怖から話が進められない状態になり，一緒に呼吸法を行い，目を開けた状態で対話をする方式で，想像 Ex をやり通した。セッション7のあとでトラウマ反応が大きく再燃し，次の回はキャンセルとなった。キャンセル後のセッション8で，**再度，元交際相手は現在，身近にいないことを確認し，現実としてはもう安全であることを再認識**できるようにした。開眼の対話方式でゆっくりと記憶に近づいていった。繰り返し水に沈められて，次は死ぬのでは，今度は死ぬのではと思っているうちに，身体の力が抜けて抵抗もしなくなり，諦める気持ちになったと話していた。**プロセシングの中で学習性無力感についての心理教育**を行った。また，Fさんはプロセシングの中で，殴られたことや，一度警察に相談に行ったのに取り合ってもらえなかったこと，「自分も父のような人を選んでしまったことを呪いのように思っていた」こと

などを話した。殴られた経験は落ち着いて語ることができるようになり，警察に対しては率直に怒りを表現していたので，それは正当な怒りであるとノーマライズを行った。

セッション 12 〜 15 は望まない性行為を強要された場面であった。最初，解離した様子が見られたため，開眼で行った。想像 Ex 中に時折，伸びをするよう指示した。セッション 12 のあととセッション 13 のあとに 1 回ずつキャンセルが挟まったが，トラウマ反応が大きく再燃することはなかった。セッション 15 では閉眼で解離せずに話すことができるようになった。「ずっと，従っていた自分は受け入れていたんだと思っていたけれど，火傷のことやお風呂のことを思い出すと，従うしかなかったし，抵抗したらひどい暴力を受けていたと思う」「従うことで，それ以上ひどいことをされるのを防ごうとしていた」と，自責感が軽減していく様子が見られた。「父のような人を選んでしまった」という思いは，トラウマ反応が軽減し，フラッシュバックが収まっていくにつれて減っていった。次に出会う人については，慎重に交際をしたい，交際前に友人たちと引き合わせたいと，笑いながら話していた。

セッション 16 で，トラウマ反応はおおむね軽減し，現実 Ex の課題もすべて実行が終わったため，終了とした。現実 Ex の課題は，暴力場面のドラマに不快感は残るということ，元交際相手と暮らしていた場所には警戒する気持ちが残っているということを語ったが，顔を水につけられるようになったということだった。DV に遭っていた自分を恥ずかしいと思う気持ちは，「たしかにあんな相手を選んだことやすぐに逃げ出さなかったことは問題だったが，最初は見抜けなかった，暴力をふるわれて混乱して逃げ出すことは難しかった」という理解に変わっていった。相手は自分以外の人にも暴力をふるっていた人で，その暴力は理不尽であり，自分が悪かったのではない，と語ることができていた。

〔プログラム後症状評価〕

CAPS-5 は 15 点，IES-R は 24 点，CES-D は 7 点であった。フラッシュバックはおおむね収まっており，時折悪夢を見ることはあるが，それはもう過去のことだと思うことができていた。元交際相手についてはまだ警戒しているが，それ以外のことを過剰に警戒することはなくなった。医療機関で睡眠薬の処方

は受けているが，解離もほとんど生じておらず，コントロールできない感情が溢れることも収まった。まだ，自分の人を見る目に自信がもてないこと，男性を今ひとつ信用しきれないこと，仕事は，人と接することへの不安があるためアルバイトから始めることなど，継続している問題もあったが，フォローアップ面接で経過を見ていくことにした。

〔フォローアップ面接〕

症状評価面接後，1ヵ月後に一度，1年間フォローアップ面接を実施した。1ヵ月後には，DVについての心理教育を再確認した。3ヵ月後には就職活動を始めたことが語られた。1年後には，友人関係も徐々に戻り，以前のように食事に行ったり遊びに行ったりしているということで面接を終了した。

事例G——児童期に継続的な性暴力を受けていた30代女性

〔トラウマ体験の概要〕

小学校高学年から中学生頃まで，5歳上の兄から継続的な性暴力を受けていた。寝ているときに布団に入ってきて何も言わず身体を触ることから始まり，最後の半年間は性器への挿入を伴う被害に遭っていた。兄が家を離れたことで被害は終わった。

〔面接の経過〕

現在は，実家を離れ正社員として働いている。被害について誰にも話さずに今まで過ごしてきたが，恋愛関係がうまくいかず悩んでいたところ，性的虐待についての本を読んで自分はPTSDではないかと思い，医療機関を受診。医療機関でPTSDの専門的な心理面接を勧められて心理相談機関に来所した。

初回の面接から被害について話すが，表情は能面のようで感情がうかがえなかった。現在，週に何度か自分の受けていた性暴力を思い出し，時には感触が蘇ってしまい，そのたびに夜中でもシャワーを浴びずにいられないこと，実家への帰省を避けていること，兄と冠婚葬祭で顔を合わせた際には帰宅後に吐いてしまうこと，恋人ができると強い怒りをぶつけてしまいいつも破局すること，不特定多数の人とSNSで出会って性行為を繰り返しているが性行為の最中は何も感じないこと，友人たちと自分は違う生き物のように感じてしまい親密に

なれないこと，恋人とのセックスはいつも何か膜があるかのような遠い感覚がすることが語られた。「ちゃんと人と親密になりたい。普通の恋愛ができるようになりたい」と語り，そのときは涙を流していた。

当初から PE を希望していたため，2回目の面接でトラウマ反応の心理教育を実施し，PE の説明を行った。自殺企図などについて確認したところ，中学生，高校生の頃にはリストカットや過食嘔吐をしていたが，今はしていないということだった。しかし SNS で出会った人との性行為は継続しており，自己破壊的な行動の一つだと考え，PE 実施中はしないようにと伝えた。G さんは了承した。

3回目の面接では，**解離について心理教育を行った**。G さんは，自分の被害について話すときに，心にシャッターが下りる感覚がすると語った。また，それ以外のときにも，時々心が無の状態になると表現していた。4回目，5回目の面接で「心が無になる」ときがどんなときかを話し合い，被害を思い出させる事物に触れたときや，友人を幸せそうだと思ったときに，特にそうなることがわかった。**漸進的筋弛緩法を一緒に実施し，心が無の状態になりそうだなと思ったときに実施してもらうことにした**。6回目には症状評価を実施し，7回目の面接から PE を開始した。

〔PE の経過〕

セッション1は通常通り実施した。

セッション2の心理教育では，**人と親密な関係をもてないこと，恋愛関係に影響が出ること，自己破壊的な行動として不特定多数の人とセックスをすることもトラウマの反応である点について特に丁寧に説明した**。また，現実 Ex の説明をし，不安階層表の作成を行った際に，G さんは「**回避しているものはほとんどない。兄を避けている程度**」と述べた。兄と実家で一緒になったときの危険性，実家に兄がいない場合の危険性について話し合い，実家に兄がいない場合には危険性はなく，不快な記憶が想起されるために避けていることを確認した。また，不特定多数の人とのセックスは自己破壊的行動であり解離が伴っていること，好きな人とのセックスや触れ合い，友人との身体接触などを回避している可能性を話し合い，不安階層表に加えた。また，出来事から想定される回避している事物や場所をセラピストのほうから提示していったところ「そ

表8-4　事例Gの不安階層表

状　況	SUDs (S2)	SUDs (最終S)
1.　兄と冠婚葬祭で顔を合わせる	100	60
2.　兄のいないときに実家に帰省する	95	30
3.　人とセックスをする	95	未実施
4.　実家で布団に横になる	90	40
5.　自宅でベッドではなく布団に横になる	80	20
6.　人にうしろからハグをされる	75	30
7.　人に前からハグをされる	65	10
8.　人にうしろから腕をつかまれる	65	20
9.　電車で座っていて前に男性が立っている	60	20
10.　うしろに男性が立っている	60	20
11.　性的虐待に関するニュースを見る	50	20
12.　ドラマで性暴力のシーンを見る	50	20
13.　小説で性暴力のシーンを読む	40	20
14.　性的虐待に関するニュースを読む	40	10

ういえば避けていたかもしれません」とGさんは述べた。不安階層表は表8-4にまとめた。

　セッション3では**想像Exで取り上げる場面について話し合い**，特にフラッシュバックする，最初に兄が布団に入ってきたとき，最初に挿入されたときの2つの場面を扱うこととした。セッション3では2つの場面をそれぞれ一度ずつ話してもらい，セッション4〜8では時系列に沿って最初に兄が布団に入ってきた場面，セッション9〜13では最初に挿入された場面について想像Exを実施した。最初は話しているときに解離している様子が見られたため，解離せず現実感を保って話をするために，手にアイスパックやストレスボール（ゴムでできたお手玉くらいの大きさのボール）を握りながら想像Exを行った。はじめの頃は感情が平板であったが，徐々に感情を伴って語るようになり，途中からは，涙を流しながら繰り返し話をするようになった。たびたびキャンセルも挟まったが，やがてその状態も落ち着いていき，感情を伴って，しかし落ち着いて話ができるようになった。

　プロセシングでは，抵抗できなかった自分が悪い，親に言えなかった自分が悪い，自分も快感を感じていたのではないか，自分は汚いといった自己否定感

や自責感が繰り返し語られた。汚い自分はどうでもよい，もっと汚される必要があるという気持ちと，兄との経験を上書きしたい気持ち，セックスを楽しいものだと思えるのではないかという期待が，SNS で出会った不特定多数の人とのセックスにつながっていることを，G さんは発見した。しかし好きな人とのセックスは，兄からの行為を思い出して身体が凍りついてしまうこと，嫌だと思っても求められると応えないといけないと思ってしまうこと，無理に楽しそうに振る舞うのがつらいこと，本当は人に触れられることが怖いことなどが語られた。想像 Ex，現実 Ex を通して人との接触ができるようになり，また，身体が反応していたとしても，兄との性交を楽しんでいたわけではない，同意なく性暴力をした兄が悪い，あの頃は親に言えるわけがなかった，といった思考が語られるようになった。プロセシングの途中では，性的同意や境界線についての心理教育も行った。

　セッション 14 で PE を終了としたが，その後も月に 1 回フォローアップ面接を実施した。フォローアップでは，時々，自尊心が揺らぎ自暴自棄になりそうになるがコントロールできていること，不特定多数の人とのセックスはせずにいられていること，兄がいないときは実家に帰りやすくなったこと，交際相手ができたので，被害のことを話して，段階的にゆっくり身体に触れ合うことを進めていることなどが語られた。

PE の工夫

　本節では，上記 2 事例でも実施していた PE の工夫について述べていく。

アセスメントで過去の成育歴，トラウマ歴を尋ねる

　PE を行う際，クライエントの語るトラウマ以外のトラウマを把握しておくこと，成育歴を聴くことは重要である。過去に複数のトラウマ体験がある場合や，過去のトラウマが現在の CPTSD の症状に関連しており，PE の中で何らかの形で過去のトラウマを扱うことが必要になる場合もある。過去のトラウマについて，以前からフラッシュバックなど PTSD の状態であったことが疑われるときには，CAPS 等症状評価において，それぞれのトラウマからの影響の

程度を確認し，必要に応じて，現実Ex，想像Exに加える。そうではなく現在のトラウマにより過去のトラウマが賦活されている状態ならば，必要に応じてプロセシングの中で取り上げ，現在のPTSD症状との関係，特に非機能的認知との関係を話し合う。過去のトラウマ体験が，解離や自己否定感や恥の感覚，社会や他人への不信を強めている場合がある。

医療機関と連携したうえで対応する

特に強い抑うつ，パニック発作，自傷行為などの自己破壊的行動，および解離が見られる場合には，医療機関との連携を行う。抑うつやパニック発作は，程度によっては先にその状態が安定してからPEを導入する必要がある。また，PE中にそれまで収まっていた自傷行為が活性化することや，現実感が取り戻されてフラッシュバックが強まったり情緒が大きく不安定になったりすることもある。そうした場合には，クライエントが安定できるようにPEとは別に安定化のための面接を設ける場合もある。安定して面接を継続できる環境を丁寧に整えることは，PEの中断を防ぐためにも重要である。

PEの前および実施中，安全が確保されていることを継続的に確認する

Fさんの事例では元交際相手の居住地や示談の内容を尋ね，現在の安全を確認した。またGさんの事例でも，兄の再加害の危険性の確認を行った。あまり時間の経過していないDVやストーカー被害では特に，状況が変化する場合があるため，継続的に安全を確認する。現在は継続していない過去の虐待についても，加害者と接触する可能性の有無，現在の加害者の危険性を確認することは必要である。現実Exの課題を設定する際には，現実的に危険なことは行わない。DVで加害者と生活圏が重なっている場合には，加害者からの接触がしばらくないことの確認，接触があった場合に連絡することのできる警察や弁護士の確保などを行ったうえで，現実的な危険の少ない課題を考えていく。

PEの前に解離や自暴自棄な行動に対する自覚とコントロールの方法を実施し，PE中も活用する

Gさんの事例では，Gさんに解離の状態が見られたため，解離しやすい場面

や解離の兆候に気がつくこと，解離の兆候が見られたときに漸進的筋弛緩法など解離を防ぐ方法を事前に練習することをした。ほかにも，身体を動かす，冷たい飲み物を飲むなど，現実感を取り戻す方法をいくつか一緒に考えられるとよい。解離の兆候に気がつくことや現実感を取り戻すためのトレーニングは時間がかかることもあるが，ある程度コントロールできるようになれば，PE は実施可能である。G さんは想像 Ex のあいだにも解離が見られたが，閉眼ではなく開眼で行う，手に刺激を与えて現実感を取り戻す工夫をしながら行うなどで対応した。ほかにも，立って歩きながら想像 Ex をする，解離しそうになったら伸びをする，電気の明かりを見るなど，さまざまな方法で解離をコントロールしながらの想像 Ex の実施方法がある。

PE の前に心理教育や治療原理の説明を繰り返し，治療関係を慎重に築く

　今回の２つの事例では，どちらとも比較的スムーズに PE を導入している。しかし実際には，解離や現実的な危険，自傷行為，摂食障害，自己破壊的行動などのために PE 導入以前に安定化が必要な場合もある。その場合には，前節の安定化や自己コントロールのための面接をしばらく行ったり，安全の確保，環境の調整を時間をかけて行う。それだけではなく，現実の危険，そして長期間反復したトラウマ体験をし，その後も適切な支援を受けずにずっと CPTSD を抱え続けた人は，自分のこれまでの対処方法を崩すことや記憶に向き合うことに不安を覚え，PE に関心はあるがためらう場合も多い。長く苦しんできたために，回復した姿が思い描けないことも当然であるし，恐怖を感じる記憶に触れることに不安を抱くことも当然である。本人が希望すれば，ほかのトラウマ焦点化心理療法を紹介することも考えるが，いずれにもためらいがあるならば，本人の不安やためらいを肯定し妥当なものであると伝えたうえで，現実的な不安への対処を話し合いながら，根気強く心理教育や治療原理の説明を繰り返し，自分のトラウマ反応についての理解が深まるよう促し，治療関係を築いていく。

PE の前および実施中，心理教育で DSO の説明を丁寧に行う

　PTSD の症状に比べて，DSO は，クライエント自身がトラウマ反応である

と認識することが難しい場合が多い。特に幼少期に虐待を経験した場合，DSO
と自分のパーソナリティを分けて考えること，出来事の前と後で自分の状態を
比較することが困難であり，DSOが症状であると理解しにくい。混乱してい
るクライエントに対して強引にDSOとパーソナリティを分けることはせず，
しかしDSOという症状があること，クライエントがパーソナリティだと思っ
ているその状態は，PTSDの回復とともに変化していく可能性があることを伝
えていく。DSOが症状であるという理解が深まると，PEやトラウマ焦点化心
理療法への意欲が高まる場合も多い。そして実際，PTSDの症状が軽減してい
くとともに，自責感や恥の感覚が軽減し，自尊心が回復して情緒が安定し，他
人への親密な感情を取り戻していく場合は少なくない。

現実Exで，自然に回避しているために回避に気づいていないことがあること に注意する

　長期間トラウマ体験にさらされていた場合，回避はクライエントの生活の一
部に溶け込んでいることがある。クライエントには生活が狭まっているという
自覚はなく，意識せずにトラウマを想起させる刺激を避けていて，時には「自
分が嫌いだから避けているだけで，トラウマは関係ない」と認識している場合
もある。セラピストはクライエントのトラウマ体験に基づいて，回避しそうな
事物や場所をこちらから挙げていく必要がある。たとえクライエントが「トラ
ウマと関係がないと思う」「それは今まで機会がなかっただけで，特に避けて
いないと思う」と言ったとしても，「関係がないかどうか，大丈夫かどうか，
一度課題として行って確認してみましょう」と伝えて課題として実施すること
も大切である。

想像Exで取り上げる場面をよく話し合う

　長期反復型のトラウマ体験の場合，想像Exで取り上げる場面は複数になる
ことが多い。フラッシュバックに出てくる場面，生命の危険を感じた場面，最
も屈辱的，恥辱的であった場面，クライエントが最も語ることをためらう場面
などを検討し，想像Exで取り上げる場面を決定していく。筆者は最大で3つ
の場面を取り上げることにしている。4つ以上の場面を挙げるクライエントも

いるが，最も恐怖や屈辱感，恥辱感の強い場面が想像 Ex で処理されていくと，その他の場面の恐怖も自然と下がっていき，結果的に4つ以上は取り上げずに済む場合が多い。なお，虐待や DV の場合には，同じような暴力を何度も受けているために場面があいまいになっていることがあるが，必ず，始まりと終わりがわかる具体的な場面を取り上げる。想像 Ex を行う順番は，出来事の時系列順であることが多いが，クライエントから特別に要望があった場合には要望に沿った順番にすることもある。また，「クライエントが最も語ることをためらう場面」は，クライエントが回避していて何気なく語られている場合もあり，クライエントの様子だけではなく，出来事のインパクトから場面を検討することも重要である。

想像 Ex によって起こる感情の混乱に注意する

　特に解離と回避を用いてこれまで生活を送ってきたクライエントは，想像 Ex によって現実感が取り戻され，大きな情緒的混乱が生じることがある。PE 中に泣いて語れなくなる，怒りが強くなり暴れる，静かに解離していくなどが見られる場合もあり，想像 Ex 中の記憶へのかかわりの度合いを，注意深く観察する必要がある。PE では，あまりに記憶に近づきすぎて頭の中が過去に戻ってしまうと，記憶の馴化が起きていかない。「片足は過去，片足は現在」という程度の感覚がよい。そのため，想像 Ex は原則的に閉眼で現在形の語りで行うが，記憶に近づきすぎる可能性がある場合，開眼して話すように促す，語りを過去形にして話すように促すなどして，刺激をコントロールすることも必要となる。また，現実 Ex の取り組みを褒め，さらにセッションの最初や想像 Ex のあとなどに，取り組んでいる勇気を十分に褒めて，クライエントの動機づけや自己肯定感，自己効力感を支えることも重要である。想像 Ex によって一時的に感情が賦活され状態が悪化したときに，面接をキャンセルするクライエントもいる。その場合には，キャンセルした理由を尋ねること，再度来所できるよう温かく励ますこと，来所したときにクライエントの PE への不安に十分な共感を示すこと，そのうえで治療原理を再度説明することなどを行う。なお，あまりにも感情的に混乱し，安全に想像 Ex ができない場合，あるいはクライエントが PE に拒否的になった場合には，PE を一時中断し，安定化のた

めの面接を設定する。怒りが強くなったクライエントには，怒りを正当なものであると伝えたうえで得点化してもらうなど，アンガーマネジメントの手法を取り入れる場合もある。なお，さまざまな情動やエンゲージメントの対処は，マニュアルにも記載がある（Foa et al, 2019）。

プロセシングで自責感や学習性無力感にしっかりと介入する，必要ならば心理教育を行う

DV や虐待などの長期反復型のトラウマでは，学習性無力感が生じ，抵抗が抑圧され，抵抗していないことに自責感を抱く，といったように自己否定的な感情が強まる。そのため必要に応じて，プロセシングの中で，暴力や性的同意，物理的心理的境界線，DV や虐待，学習性無力感などの心理教育を行う。回避の強いクライエントの場合，プロセシングで焦点の異なる話をし始めることもあるが，プロセシングでは，自責感や学習性無力感，汚れ感，自己否定感など重要な非機能的認知に焦点づけて繰り返し取り組んでいくことが有効である。

フォローアップを長期的に実施し，対人関係の形成，人生の再構築を見守る必要がある

CPTSD のクライエントは，PE によって状態が改善したのちに，生活や対人関係を再構築していくための面接が必要になることも多い。CPTSD の影響で思うように過ごせなかった人生の期間は長く，PE で回復したあとに，喪失したものの大きさを実感し抑うつ感が強まったり，途方に暮れる場合もある。回復した自分や新しい生活になじめず，強い戸惑いを抱く場合もある。今からキャリアや恋愛，家族形成などを考えていくことに，強い焦燥感を抱く場合もある。

PE を通して他者とのあいだの疎隔感が薄れ，他人を信用してみようという気持ちになったとしても，現実の対人関係を育んでいかなければ，本当には解決していかない。PE によって CPTSD や PTSD から回復することはできても，自分の人生を自分で生きていくということはまた別の問題である。そこから先は，通常の心理臨床の領域であり，長期的にかかわり続けていくことも，時には必要となる。

おわりに

　この章では，心理臨床の立場から CPTSD に対する PE の活用と工夫を述べてきた。たしかに CPTSD のクライエントは PTSD のクライエントよりも PTSD 自体も重篤であり，対人関係など影響が広範囲にわたっていることも多い。長期反復型のトラウマによる非機能的認知は，クライエントの人生やパーソナリティに溶け込んでおり，それが症状であると気づくことや，バランスのよい考え方を見つけていくことが難しいこともある。長いあいだ治療につながっていなかった場合には，そもそも解離や回避が対処方略となっており，そのことに注意する必要もある。

　しかし先行研究でも，筆者の経験でも，PE の形を大きく変えなければならないことはなく，その効果も，大きくは変わらない。本章に書いた CPTSD に対して実施する工夫は，それぞれのクライエントの負ったトラウマや現在のトラウマ反応の強さ，クライエントのとってきた対処方略，現在置かれている環境を丁寧にアセスメントした結果実施するべき，通常の工夫の範囲であると考えられる。

　トラウマ焦点化認知行動療法に適応のあるクライエントに対し，適切にトラウマ焦点化認知行動療法が実施され，一人でも多くのクライエントが自分の人生を生きていくことができるよう，今後も臨床を重ねていきたい。

〔文　献〕

American Psychological Association（2017）*Clinical Practice Guideline for the Treatment of Posttraumatic Stress Disorder（PTSD）in Adults.* American Psychological Association.

Asukai N, Saito A, Tsuruta N et al（2010）Efficacy of exposure therapy for Japanese patients with posttraumatic stress disorder due to mixed traumatic events: A randomized controlled study. *J Trauma Stress* 23: 744-750.

飛鳥井望（2015）「PTSD のための PE 療法」『精神神経学雑誌』117: 457-464.

Bisson JI, Roberts NP, Andrew M et al（2013）Psychological therapies for chronic post-traumatic stress disorder（PTSD）in adults. *Cochrane Database Syst Rev* 2013(12): CD003388.

de Jongh A, Resick PA, Zoellner LA et al（2016）A critical analysis of the current treatment guidelines for complex PTSD in adults. *Depress Anxiety* 33: 359-369.

Foa EB, Keane TM, Friedman MJ et al（2009）*Effective Treatments for PTSD: Practice Guidelines from the International Society for Traumatic Stress Studies. 2nd ed.* Guilford Press.（飛鳥井望監訳（2013）『PTSD 治療ガイドライン』金剛出版）

Foa EB, Rothbaum BO, Hembree EA（2019）*Prolonged Exposure Therapy for PTSD: Emotional Processing of Traumatic Experiences, Therapist Guide. 2nd ed.* Oxford University Press.（第 1 版〔2007〕邦訳：金吉晴・小西聖子監訳（2009）『PTSD の持続エクスポージャー療法：トラウマ体験の情動処理のために』星和書店）

Hoeboer CM, de Kleine RA, Oprel DAC et al（2021）Does complex PTSD predict or moderate treatment outcomes of three variants of exposure therapy? *J Anxiety Disord* 80: 102388.

Institute of Medicine（2007）*Treatment of Posttraumatic Atress Disorder: An assessment of the evidence.* National Academies Press.

金吉晴・林明明・伊藤真利子他（2015）「心的外傷後ストレス障害に対する持続エクスポージャー療法の無作為比較試験」『厚生労働科学研究費補助金（障害者対策総合研究事業（障害者政策総合研究事業（精神障害分野））　被災地における精神障害等の情報把握と介入効果の検証及び介入手法の向上に資する研究　平成 26 年度分担研究報告書』

金吉晴・小西聖子（2016）「PTSD（心的外傷後ストレス障害）の認知行動療法マニュアル（治療者用）［持続エクスポージャー療法/PE 療法］　持続エクスポージャー療法（Prolonged Exposure Therapy：PE）のプロトコル（概要）」『不安症研究』特別号，155-170.

小西聖子・吉田博美（2014）「持続エクスポージャー法（Prolonged Exposure Therapy）による PTSD 治療」『武蔵野大学心理臨床センター紀要』14: 21-28.

小西聖子・吉田博美（2016）「多様なトラウマによる PTSD に対する持続エクスポージャー法の適用について：単回性トラウマとの比較」『トラウマティック・ストレス』14: 128-135.

National Institute for Health and Clinical Excellence（2005）*Posttraumatic Stress Disorder.* Gaskell.

Resick PA, Nishith P, Griffin MG（2003）How well does cognitive-behavioral therapy treat symptoms of complex PTSD? An examination of child sexual abuse survivors within a clinical trial. *CNS Spectr* 8: 340-355.

VA/DoD Clinical Practice Guideline Working Group（2017）*VA/DoD Clinical Practice Guideline for the Management of Posttraumatic Stress Disorder and Acute Stress Disorder.* VA Office of Quality and Performance.

第4部

要　約

トラウマ焦点化治療による複雑性 PTSD 治療の
エビデンスと要点

Nozomu Asukai
飛鳥井 望

トラウマ焦点化治療による複雑性 PTSD（CPTSD）治療の
最新のエビデンス

　第 1 章で述べたように，国際疾病分類第 11 版（ICD-11）が心的外傷後スト
レス症（Post-Traumatic Stress Disorder：PTSD）と複雑性心的外傷後ストレス
症（Complex Post-Traumatic Stress Disorder：CPTSD）を区別した大きな理由の
一つは，つまるところ治療論である。

　現在 PTSD 治療について言えば，エビデンスに基づいた治療ガイドラインで
「強い推奨」レベルにあるのは，成人の持続エクスポージャー療法（Prolonged
Exposure Therapy：PE），認知処理療法（Cognitive Processing Therapy：CPT），
眼 球 運 動 に よ る 脱 感 作 と 再 処 理 法（Eye Movement Desensitization and
Reprocessing：EMDR），子どものトラウマフォーカスト認知行動療法（Trauma-
Focused Cognitive Behavioral Therapy：TF-CBT）といったトラウマ焦点化治療
（サイコセラピー）のみである（Bisson et al, 2020）。そして，これらの治療法は
いずれも，すでにわが国で技法習得のためのトレーニングとスーパービジョン

を受けることが可能である。

　このような背景のもとに，本書の第2〜8章では，わが国における PE，CPT，EMDR，TF-CBT ならびに PE を応用したナラティヴ・エクスポージャー・セラピー（Narrative Exposure Therapy：NET）の各技法の優れた実践者であり指導的立場にもある執筆者の方々に，CPTSD にトラウマ焦点化治療を活用する際の工夫と留意点について，それぞれ論述していただいた。

　一方，推奨されている現行の PTSD 治療は CPTSD 患者には最適ではなさそうであるという懸念から，ことに自己組織化の障害（Disturbances in Self-Organization：DSO）としての感情制御困難，否定的自己概念，対人関係障害に対しては，ほかの手法を採り入れて段階別としたり組み合わせたりすることで CPTSD の治療転帰の改善をはかる治療モデルの発展が唱えられている（Cloitre et al, 2020）。したがって問題になるのは，CPTSD に対しては，本書がねらいとしたトラウマ焦点化治療の活用と工夫で足りるのかどうかということになろうが，この問題を正面から取り上げ検証したオランダのグループによる最近の2つの研究報告の結果を紹介する。

　1つ目の研究報告として Voorendonk ら（2020）は，CPTSD 患者に対して安定化の段階を設けないでトラウマ焦点化治療を実施することは，はたして有効かつ安全であるかを，非対照試験で検証した。対象は家庭医，精神科医，心理士からトラウマ専門治療センターに通常の紹介をされた者で，CAPS-5（Clinician-Administered PTSD Scale for DSM-5）により PTSD（DSM-5）と診断され，過去3ヵ月以内に自殺企図歴のない18歳以上の患者308名（女性77.6％，平均年齢41.26歳）である。ICD-11 の PTSD/CPTSD 症状については，PTSD の3症状と DSO の3症状を含む国際トラウマ質問紙（International Trauma Questionnaire：ITQ）にウェブ上で回答を求めた。

　治療は連続する2週間に週4日，計8日間の入院セッティングで毎日午前に90分の PE セッションと午後に90分の EMDR セッションを実施し，合間にはグループでの身体エクササイズ（インドアおよびアウトドア）と心理教育プログラムに参加するものである。ただし重要な点は，感情制御，リラクセーション，グラウンディングなど安定化のためのスキルトレーニングは一切含まないことである。治療前後の評価は CAPS-5，PCL-5（PTSD Checklist for DSM-5），

ITQ 合計, ITQ-PTSD, ITQ-DSO のスコアで行われた。

ITQ の評価では PTSD 群 60 名, CPTSD 群 203 名, 非 PTSD 群 45 名であった。トラウマ歴は, 性的虐待 [PTSD 群 71.7％；CPTSD 群 86.2％], 身体的虐待 [PTSD 群 90.0％；CPTSD 群 93.6％] であり, 合併症はうつ病 [PTSD 群 36.7％；CPTSD 群 63.5％], 不安症 [PTSD 群 26.7％；CPTSD 群 50.2％] で, 高度の自殺リスク [PTSD 群 8.3％；CPTSD 群 26.1％] であった。したがって, これまで報告されてきたように, CPTSD 群は PTSD 群に比べ虐待歴, 合併精神疾患, 高度の自殺リスクの割合がいずれも高く, また CAPS-5, PCL-5, ITQ 合計での PTSD 重症度得点が高かった。

非段階的治療プログラムとして, 安定化のための先行段階を経ずに PE と EMDR を集中して実施した結果, 治療後の評価で PTSD 群の 85.0％, CPTSD 群の 87.7％が PTSD/CPTSD の診断には該当しなくなり, CPTSD 群の DSO 症状も顕著に有意な改善 (Cohen's d = 1.50) が得られた。また症状増悪, 自殺行動, 入院などの有害事象は認めなかった。本研究の結果に基づいて, 著者らはトラウマ焦点化治療への導入を遅らせる段階的治療の提唱に疑問を投げかけている。

2つ目は Hoeboer ら (2021) によるランダム化対照試験の報告である。対象は養育者や権威的存在者による子ども期の性的／身体的虐待を含む複数トラウマに由来した中等度以上の成人 PTSD 患者 (CAPS-5 で診断) で, 現在訴訟中の者, 過去 3 ヵ月以内に深刻な自傷行為や自殺企図, 重度のアルコール／薬物使用のあった者等は除外された。CPTSD 診断は ITQ で査定された。対象者 149 名 (女性 76.5％, 平均年齢 36.86 歳) の ITQ 診断内訳は PTSD 群 69 名, CPTSD 群 80 名である。子ども期のトラウマ歴は, 性的虐待 [PTSD 群 68.1％；CPTSD 群 76.3％], 身体的虐待 [PTSD 群 52.2％；CPTSD 群 71.3％] であり, うつ病 [PTSD 群 43.4％；CPTSD 群 68.8％], なんらかのパーソナリティ症 [PTSD 群 47.8％；CPTSD 群 71.3％], 過去 1 ヵ月の深刻な自殺リスク [PTSD 群 34.8％；CPTSD 群 50.0％] であった。したがって, CPTSD 群は PTSD 群に比べ虐待歴, 合併精神疾患, 自殺リスクの割合がやはりいずれも高く, CAPS-5 での PTSD 重症度得点が高かった。

対象者 149 名はランダムに 3 群に割り付けられ, 週 1 回計 16 セッションの

PE, 週3回計14セッションの集中型PE, STAIR（Skills Training in Affective and Interpersonal Regulation）＋PE（各段階週1回8セッション計16セッション）のいずれかの治療を受けた。STAIRでは心理教育，感情制御，対人スキルトレーニングが実施された。PTSD症状はCAPS-5により治療前，4週後，8週後，16週後，6ヵ月後，1年後の各時点で評価された。

治療の結果，各治療群とも同様にPTSD症状の改善が見られ，CPTSD診断の有無とDSO症状の程度は治療効果や治療中断率に影響しておらず，STAIR＋PEとPE／集中型PEとでPTSD群，CPTSD群のどちらも1年後時点まで治療効果に差はなかった。

本研究の結果，著者らは子ども期虐待によるCPTSDはより重症で合併精神疾患もより多く，必要な治療セッション数も多くなるが，治療反応性はPTSDと変わらないことを明らかにした。したがって，トラウマ焦点化治療をCPTSDに適用することをためらうべきではなく，CPTSDに対しては新たな治療を考案するよりも，PTSDに有効な既存の治療の実装を進めるほうがより有益となる可能性が高いと述べている。

なお，以上の2つの研究報告の最終著者はいずれもAgnes van Minnenである。また，CPTSD診断は自記式質問紙（ITQ）を用いたものである。したがって，現在開発中のPTSD/CPTSD構造化診断面接尺度（International Trauma Interview）等を用いた研究や，複数の研究グループによるほかの対象集団での検証が今後とも必要であろう。

CPTSDに対するトラウマ焦点化治療の活用

適切な研究方法論による上記の2報告の結果を見る限り，現段階で言えることは，PTSDに最も有効とされるトラウマ焦点化治療は，CPTSDに対しても同じプロトコルで同程度の有効性を期待できるということである。したがってCPTSDの臨床実践において，わが国で習得が可能なトラウマ焦点化治療の活用と工夫をはかるという本書のねらいは妥当なものと言えるだろう。この点について本書第2～8章の各執筆者も，基本的には技法のプロトコルを変えることなくCPTSDに適用可能であると述べている。

PE について岡崎（第 2 章）は，PE のプログラムには DSO 症状による治療の難所への対応法も含まれているので，トレーニングとコンサルテーションを受け，PE の各治療コンポーネントの原則を守り，技量を洗練させていくことが第一であると述べている。齋藤（第 8 章）は，CPTSD か PTSD かにかかわらず DSO 症状はまれではなく，PE によって DSO 症状も改善が期待できるので，丁寧なアセスメントと通常の工夫の範囲で治療原理に忠実に PE を実施すれば，CPTSD に対しても治療効果は大きく変わらないと述べている。また PE でのプロセシングは，自責，学習性無力感，汚れ感，自己否定的な感情などの非機能的認知にも焦点づけて繰り返し取り組むことで CPTSD に効果をもたらすことも指摘している。

　CPT について堀越（第 5 章）は，トラウマ治療以外の問題に時間を使わず，なるべく早く CPT を開始し，治療原理と治療の枠組みを明確に理解してもらうことと，ソクラテス式問答を用いた対話を心がけることで，治療関係構築と治療の枠組み作り，脇道に逸れずに認知的なトラウマ処理を進めることができ，治療開始の遅延，また回避行動によって治療が妨げられることを予防できると述べている。

　TF-CBT について亀岡（第 3 章）は，毎回のセッションに日常生活での問題行動が持ち込まれることが CPTSD ではありがちだが，その場合もできるだけ TF-CBT としての治療構造を維持しながらスキル習得につなげ，最終的に，身体的・心理的・性的虐待にまつわるすべてのトラウマナレーションを完成し，非機能的認知を修正することが可能であり，手順やペーシングは，通常の PTSD への TF-CBT 適用例と変わらないと述べている。また八木（第 4 章）も，性的虐待を受けた子どもへの治療技法として開発され発展してきた TF-CBT は，子どもの CPTSD の治療法としても適合するのは当然のことと述べている。

　NET について森（第 6 章）は，多数回のトラウマ的出来事を経験したサバイバーを対象として開発された NET は，CPTSD への対応のために特別な技法の拡張を要しないと述べている。

　EMDR について市井（第 7 章）は，さまざまな工夫をすることで CPTSD に用いることが可能であると述べており，工夫のポイントとして(1)生育歴聴取・治療計画の工夫，(2)ターゲット選択の工夫，(3)準備の工夫，そして(4)再処理の

工夫の４つを挙げている。

　以上より，現在 PTSD の治療として最も推奨されるトラウマ焦点化治療は，海外での最新のエビデンスやわが国での臨床実践のこれまでの経験からも，CPTSD に対して十分な有効性が期待できる。

CPTSD 治療のポイント

　トラウマ焦点化治療は CPTSD に対しても有効性が見込まれるが，実際の臨床では，まさに本書の各分担執筆者が述べているように，CPTSD ならではの治療的困難と，回復を目指すために治療者と患者が協働して越えなければならない障壁が存在している。ただし幸いなことに，トラウマ焦点化治療としての技法は異なっても，障壁を越える臨床上のポイントには共通する内容が多い。それらのポイントを，各分担執筆者が述べている内容を引用しながら，CPTSD 治療の臨床実践ガイドとして以下に要約する。

（1）より丁寧な治療導入とアセスメントを心がける

　CPTSD は PTSD に比べ，PTSD としての重症度が高く，合併精神疾患も多いため，より多くのセッション数が必要であり，またそれだけより丁寧な治療導入が求められる。

　CPTSD のトラウマ焦点化治療の最も重要な段階は，実際に治療に導入するまでであり，その段階をいかに丁寧に柔軟に乗り越え，治療目標を維持できるかに治療の成否がかかっている（亀岡）。治療導入に向けたいわば「地ならし」として，アセスメントと環境調整に労を惜しまず丁寧に手を尽くすことが，治療セッションのスムーズな進行を支える基盤となる（八木）。治療導入を急ぐと治療中断のリスクが高くなる恐れがあるため，PTSD よりもさらに慎重に動機づけを進めなければならない（岡崎）。また，症状の中に感情調整の問題が含まれていると，主訴を聴取するだけでも容易に感情調整困難を引き起こすことがあり，インテークの時点から急ぎすぎないことに留意しなければならない（市井）。

　複数のトラウマ歴は，CPTSD 症状に関連する解離，否定的自己感情，恥の

感覚，社会や他人への不信を強める要因となるため，主訴につながるトラウマのほかに，成育歴上の過去のトラウマを把握しておくことが大事である（齋藤）。ただし，否定的記憶に気を取られて肯定的記憶を見落とすことがないようにする。親や養育者との関係も丁寧に探り，発達早期の否定的記憶と合わせて肯定的記憶も探索する。肯定的記憶が乏しい場合には，治療はより緩やかに進める必要がある（市井）。

　子どものCPTSDの治療においても，トラウマ曝露が子どもの心身や社会的機能にどのような影響を及ぼしているのかを包括的総合的に把握する必要がある。体罰や暴力のみならず，暴言や性被害，ネグレクト，DVなどさまざまな種類の逆境がいくつも積み重なった中で生活している子どもの状態を，チェックリストも活用することで，できるだけ正確にもれなく把握する（八木）。

（2）治療者との安定した関係構築が回復につながる

　CPTSD治療では，治療者自身が安定したアタッチメント対象となることが，回復に向けた治療の重要な要素となる。治療者との出会いも不信から始まりがちで，不信の裏には，また傷つけられたり，裏切られるのではないかという怯えと警戒が存在している。また，治療関係は治療者が気づかないところで綻びやすく，綻びは修復できるという経験がアタッチメントスタイルの再構築につながるのであるが，修復に必要なのは治療者の共感的同調（empathic attunement）である。

　治療者のちょっとした言動や行動がかつての加害者との関係の再演となり，治療中断リスクを高めることにつながる。「目上のものは自分を搾取してくる」「強いものが弱いものからすべてを奪う」「他人は最終的には自分を棄てる」といったスキーマに対して，決して裏切らず，動じず，一貫した態度で温かく見守り続けることで，治療者の存在自体が対人関係障害の根底にあるスキーマへの反証となる（岡崎）。養育者との愛着関係がなく，友人や教師との関係が薄いか悪いと，「この人も，また裏切ったり，騙したり，見捨てるかもしれない」といった不信感を目の前の治療者にも抱いている。それに対して，治療者は治療関係の中で肯定的体験が育まれるように，クライエントの治療態度が不安定でも辛抱強く付き合うことが必要となる（市井）。これまでは対人関

係が決裂してしまうか，支配－被支配の関係に陥って搾取されるか，というような経過を辿るところであったのが，治療の場では，そうならない安全な関係を実体験してもらうことが大切であり，危機的状況が生じたとしても何とか対応していけることを示し続けることが，クライエントにとってもよいロールモデルとなり，自己制御能力を高めることにつながるのである（亀岡）。複雑なトラウマを抱える子どもも対人不信の塊であり，治療者に居心地の悪さや情けない気持ちを抱かせるが，治療者はこの気まずさに耐えながら子どもに寄り添うことが大切である。また治療の枠組みに沿いながら，一貫した姿勢と受容的態度でかかわり続けることは，他者と安定的にかかわること，自分の気持ちを表出しても大丈夫だという実感を積み重ねる体験となり，アタッチメント形成の過程に近似したものとなる（八木）。気をつけなければならないことは，まっとうな意見や善意からのアドバイスであっても，「否定された」と受け取られてしまうことが多いことである。「よりよくなるため」のアドバイスは，とりもなおさず，「今のままではダメですよ」というメッセージとして伝わり，否定的自己観や見捨てられ感を強くしてしまうことがある。治療者自身が逸る自分をなだめ，じっと寄り添うことが大切である（八木）。

（3）肯定的認知を育む

　CPTSD 患者は，安定したアタッチメントスタイルを基盤とする自己や他者への肯定的認知が育ってこなかった人たちである。そのため，治療では非機能的認知の修正だけでは十分でなく，肯定的認知を新たに育む治療的働きかけが必要になり，そこが PTSD 治療との大きな違いとなる。

　CPTSD 患者には，これまでの人生を生き抜くことができた何らかの強さ（ストレングス）や拠り所にしてきたものがあるはずで，自らを脆弱だと考えている一方で，保持してきた強さも見出してもらう。回復に向けては，肯定的感情を不安なくあるがままに味わえるようになることや，治療前から存在した強さに自ら気づくことが，人生を連続したものとしてつないでくれる縦糸となる（岡崎）。人生史全体をたどる NET で強調されるのも，トラウマ記憶や否定的感情の処理と並行して進められる肯定的体験の発掘である。自尊心向上につながる「花」（良い出来事の象徴）の体験に焦点を当てたり，つらかった「石」

（悪い出来事の象徴）の体験と同時期の日常生活を思い返すことで，それぞれの時代を生きてきた自分をバランスよく肯定的に理解することで，CPTSDに多く見られる恥感情を低減することが可能となる（森）。プラスの記憶を想起する「資源」の作業はEMDRでも行われる。たとえば，優しかった先生やクラスメート，親友との交流，仕事上の成功体験などの資源記憶を標的として強化し，守られている感覚や自己肯定感を強めることが可能となる。プラスの記憶を賦活しつつトラウマ記憶に接近することで，トラウマ記憶を乗り越える力を引き出すことができる。そして，日常でのささやかな成功体験や癒やされる体験を地道に積み重ねることが緩やかな進歩を生み出してくれる（市井）。

CPTがCPTSD治療で重要視するのは，「親密のテーマ」（自分自身をなだめ落ち着かせ，孤独感や空虚感を感じることなく一人でいることができ，ほかの人とさまざまな感情的つながりを持つことができるという信念）の取り組みにおいて肯定的認知を育むことで，人間関係の回避による孤立を止め，安全な人間関係から力をもらい，信頼できる関係の中で自分自身の価値を見出すことによる回復への一歩を踏み出せるよう援助することである（堀越）。

（4）トラウマ記憶に向き合う際の情動負荷の量を「滴定」する

感情制御が困難なCPTSD患者は，トラウマ記憶に向き合うことでの情動負荷に耐えることがより困難であるため，治療中に自傷や解離を容易に引き起こしがちで，治療が逆効果となるリスクがある。そのためトラウマ記憶処理には，情動負荷の量を「滴定」しながら加減し，患者が耐えられる当量点でトラウマ記憶と向き合う工夫が必要となる。

トラウマ記憶にアクセスすることで容易に過覚醒状態や低覚醒状態を起こしてしまうと，適切な処理が起こらないため，少しずつトラウマにさらす（滴定）ことや，より負担なくアクセスできる記憶から処理する工夫も可能である（市井）。トラウマについて語るなど自分にはできそうにないという患者には，たとえば行動実験として，これまでのトラウマ体験群の中から比較的強度の弱いものを1つ選び，受診ごとにその内容についてメモを1行ずつ書き足してくる課題を試すこともできる（岡崎）。

トラウマ記憶に向き合うナラティヴ作業の中で解離が生じそうになる場合に，

PEでは目を開けて語ったり，手に感覚刺激（スクイーズ・グッズ，弾けるリストバンド，冷やしたタオルなど）を加えたり，ストレッチをしたり，治療者と一緒に歩きながら語ったりするなど，さまざまな方法で解離をコントロールしながらトラウマ記憶に向き合えるように工夫をする（岡崎，齋藤）。つまり，治療効果をあげるためには，トラウマ記憶に向き合うことをあきらめずに，できる限りの「滴定」の工夫を重ねることが重視されている。

　トラウマ体験をNETの作業内に収める工夫としては，言葉で語るのではなく，人形を使って演じる方法や，文章で書いたものを手渡してもらうなどの方法も取り組まれている。それでも「絶対に話すことのできない」出来事ならば，人生史のタイムライン上のその地点に大きな「石」を置き，それが存在することだけは治療者と共有しながら，ほかの部分についてナラティヴを進め，その大きな「石」が今後及ぼす可能性のある影響について心理教育を行い，対処法も考えることで，問題行動が改善した例もある（森）。

(5) 解離の程度により，治療導入を見合わせるか，解離に対処しながら治療を進める

　いずれの技法においても，重度の解離と自傷行為や自殺企図のリスクがかなり高い場合には治療導入を見合わせているが，解離が対処可能な程度に制御されるようになれば，トラウマ焦点化治療に導入することが可能となる。

　CPTでは，セッション中に「今・ここ」に留まれないほどの重篤な解離症状がある場合，スキル構築（グラウンディングなど）を先に実施し，安定したところでプログラムを開始する。解離症状が顕著であっても，自分や他人に危険を及ぼすことなく，自分に注意を向ける力がある程度あると判断された場合には，プログラムを開始している（堀越）。

　PEでは，治療概要を説明しただけで強い解離を起こしたり，心的負荷が高まると異なる人格が現れたりするようなケースでは，プログラム導入は時期尚早であり，段階的治療の原則にのっとり，感情調整スキル，対人交流スキルなどの獲得を目指すことが先決となる。あるいは，感情の波に圧倒されたときの対処法として，PEのプログラムの枠内でも，さまざまな感情調整スキルを学んでもらうことも役に立つ（岡崎）。抑うつやパニック発作，自傷行為や解離

が重度な場合は，医療機関との連携が必要であり，程度によっては先にその状態が安定してから PE の導入を図るか，PE とは別に安定化のための面接を設けることになる。解離に対しては，解離しやすい場面や解離の兆候を自覚し，そのときには漸進的筋弛緩法など解離を防ぐ方法を事前に練習することもある（齋藤）。

TF-CBT でも，トラウマ記憶に向き合おうとするたびに解離が生じるような場合は，解離のメカニズムをしっかりと心理教育することが不可欠となる。また，解離症状をコントロールすることを目標に，現在の生活に焦点を当て，解離の引き金となるリマインダーを探し出し，解離を引き起こす苦痛な感情状態に目を向ける必要がある。感情表出を促し，どのような感情であっても妥当なものとして保証する作業を続けながら，解離しそう，解離しているかも，という感覚に本人自身が気づけるように促し，グラウンディング・テクニックなどを使ってコントロールできるようにサポートする。「解離日記（解離状態に陥った日時と簡単な状況を書き留める）」をつけてもらうことなども解離の自覚と言語表出に役立つ（亀岡）。

トラウマ焦点化治療への導入が可能な程度にまで解離をコントロールできるようになるには時間がかかることもある。紹介された事例では，トラウマと解離の心理教育，リラクセーションスキル，感情の表出と調整，認知コーピング等を実施したうえで，現在の生活上の出来事にまつわる感情を十分に表出してもらい，習得したスキル（リラクセーション，感情調整，認知コーピング）を使用して対応する取り組みを続け，解離症状が起きても何とかなるという意識が共有できるまでに約 1 年間かかっている（亀岡）。

(6) ほかの支援者と連携する

CPTSD では治療過程全体を通して，再トラウマ，問題行動，不健康な生活等の安全を脅かすリスクへの配慮と対策が必要となり，防犯や生活支援において関係機関の支援者との連携が求められる場面も少なくない。その際には，ほかの支援者にも治療の目標やプロセスを理解してもらう。

DV，ストーカー，虐待などのトラウマでは，加害者との接触可能性の有無，現在の加害者の危険性を確認することが継続的に必要であり，接触があった場

合に備えて警察や弁護士の相談先をまず確保したうえで治療を進める必要がある（齋藤）。また，かかわりのある援助機関や支援者の間での些細な齟齬や矛盾は，CPTSD のクライエントにとって，過去の理不尽な出来事を想起させるリマインダーとなってしまう恐れがあり，支援者が協力し同じ目標に向かって支援することを，治療過程で常に明確にしておかなければならない。その際に，治療者をサポートしてくれるような支援者の存在は，治療をあと押しする大きな力となってくれる（亀岡）。

(7) 治療者を支え代理受傷から守る

CPTSD の治療者には一貫して安定した共感的かかわりが求められるが，治療者側が自らの心の動きの調整・制御ができないと治療関係の破綻を招くことにもなりかねない。それだけでなく，治療者側にしばしば生じる恐れのある代理受傷は，治療者自身の自己効力感，人間観や人生の意味づけにまで否定的な影響を及ぼすことがある。治療者として大事なことは，自らの心中に芽生えた反応に気づいていることであり，同僚やスーパーバイザーとも話し合える関係を保っておくことである。ABC モデル（awareness-balance-connection）が提唱するのは，(A) 自らの変化に気づき，(B) 治療者自身のセルフケアとして仕事の仕方やオフの時間の過ごし方，そして心身の状態のバランスに留意し，(C) 精神的に孤立しないように周囲とのつながりを保つことである。

治療者も大きなストレスを感じることの多い CPTSD 治療では，治療者自身を支えるリソースが不可欠である。治療が行きづまりを見せたときに治療者の不安を解決してくれるのは，トラウマ焦点化治療の技法に精通した同僚やスーパーバイザーからの助言である（亀岡）。トラウマ治療は，きわめて繊細で緊張度の高い真剣勝負であり，それゆえに，治療者も傷つきやすく，ままならない状況に巻き込まれ，患者への陰性感情を抱きがちとなる。誠実な治療者ほど傷つき，専門職としての懐の限界を感じ，治療に向けるエネルギーを消耗してしまう。専門領域を同じくする仲間から支えてもらうことが，このような事態を防ぐ力となるのである（八木）。

（8）回復後の人生の再構築を見守る

　養育過程において安定したアタッチメントスタイルの形成をなしえなかった CPTSD 患者は，取り戻すべき健全な自分（自分は愛される価値がある，人は信用できる）の姿を思い描くことが困難となる。それだけでなく，健全であるべき自分はそもそもはじめから喪われていたことに気づけば，深刻な喪失感と絶望感が湧き上がってくる。

　CPTSD の患者はトラウマ治療が終結したあとも残された課題が数多く存在し，継続治療が必要となることが多い。治療の途上や治療後に，喪ったもの，奪われた機会，取り戻せない時間を目の当たりにして，抑うつ感が生じることもある（岡崎）。喪失したものの大きさに途方に暮れ，回復した自分や新しい生活になじめず，強い戸惑いを抱く場合もある。そのため，フォローアップを長期的に実施し，対人関係の形成，人生の再構築を見守る必要がある。CPTSD 患者にとって，回復することと自分の人生を自分で生きていくということはまた別の問題なのである（齋藤）。

　自伝的記憶は，本来ならば他者と共有され人生を豊かにするはずのものだが，CPTSD は自伝的記憶を他者と共有できない事態である。NET で取り組む自伝的記憶の整理と自伝の文章化は，トラウマ記憶処理に加えて人生史を他者と共有することで他者との再結合，共世界の再建の可能性も広げる（森）。そのことは，回復後の人生の再構築の準備ともなることが期待できる。

　トラウマ記憶の処理が完了したとき，トラウマは過去のものとなる。まさにこの時点で，サバイバーは現在の生活を立て直し，将来の希望を追求する作業に向き合うことになる。トラウマにより破壊されたかつての自分を悼んだあとには，新たな自分を創り上げなければならないのである（ハーマン・序章）。

おわりに

　以上のような治療上のポイントから明らかなことに，CPTSD の治療では安定化と再統合（人生の再構築）のプロセスを含むことが求められるのは，段階的治療にせよ非段階的治療にせよ同じであるので，両者の理論的対抗関係に目を奪われすぎないことである。そのことは解離についても同様であり，解離の

コントロールにまず集中して取り組むか，解離のコントロールをしながらトラウマ記憶の処理を進めるかは，解離の程度により臨床判断すればよいことである。銘記しておくべきは，より丁寧な治療導入とアセスメント，そして環境調整のために労を惜しまないことや，治療者自身が安定したアタッチメント対象となることが治療の成否につながることであろう。

　CPTSD治療においても，治療的有効性のエビデンスと臨床的英知は，最善のトラウマ治療に近づくための車の両輪である。しかも両者は相補的であり，エビデンスを土台として臨床的英知に方向性が生まれ，臨床的英知に支えられてこそエビデンスは活かされる。そして，さまざまな困難を伴うことの多いCPTSDの治療者を支えるのは，技法への信頼と同じ専門職の仲間である。

　トラウマ焦点化治療の活用と工夫は，有効性のエビデンス，臨床的英知，技法の信頼性において，優れたCPTSDの臨床実践ガイドとなるであろう。

〔文　献〕

Bisson JI, Berliner L, Cloitre M et al（2020）ISTSS PTSD prevention and treatment guidelines: recommendations. In: Forbes D, Bisson JI, Monson CM et al（eds）*Effective Treatments for PTSD: Practice Guidelines from the International Society for Traumatic Stress Studies. 3rd ed.* Guilford Press, pp109-114.

Cloitre M, Karatzias T, Ford JD（2020）Treatment of complex PTSD. In: Forbes D, Bisson JI, Monson CM et al（eds）*Effective Treatments for PTSD: Practice Guidelines from the International Society for Traumatic Stress Studies. 3rd ed.* Guilford Press, pp365-382.

Hoeboer CM, de Kleine RA, Oprel DAC et al（2021）Does complex PTSD predict or moderate treatment outcomes of three variants of exposure therapy? *J Anxiety Disord* 80: 102388.（DOI: 10.1016/j.janxdis.2021.102388）

Voorendonk EM, de Jongh A, Rozendaal L et al（2020）Trauma-focused treatment outcome for complex PTSD patients: results of an intensive treatment programme. *Eur J Psychotraumatol* 11: 1783955.（DOI: 10.1080/20008198.2020.1783955）

●編者略歴————

飛鳥井　望（あすかい・のぞむ）

医学博士，精神科専門医・指導医。東京大学医学部卒業，（公財）東京都医学総合研究所副所長（心の健康プロジェクトリーダー）を経て，現在，同研究所特別客員研究員，医療法人社団青山会青木病院院長，（公社）被害者支援都民センター理事長。日本トラウマティック・ストレス学会初代会長。

著訳書　『子どものトラウマとPTSDの治療』（共編，誠信書房，2021年），『複雑性PTSDの臨床』（分担執筆，金剛出版，2021年），『講座 精神疾患の臨床3 不安または恐怖関連症群 強迫症 ストレス関連症群 パーソナリティ症』（心的外傷後ストレス症，複雑性心的外傷後ストレス症）（分担執筆，中山書店，2021年），『PTSD治療ガイドライン（第2版）』（監訳，金剛出版，2013年），『精神科臨床エキスパート 不安障害診療のすべて』（心的外傷後ストレス障害）（分担執筆，医学書院，2013年），『新しい診断と治療のABC 心的外傷後ストレス障害（PTSD）』（編著，最新医学社，2011年），『PTSDの臨床研究：理論と実践』（単著，金剛出版，2008年），『PTSDとトラウマのすべてがわかる本』（監修，講談社，2007年），『サイコロジカル・トラウマ』（監訳，金剛出版，2004年），『臨床精神医学講座S6 外傷後ストレス障害（PTSD）』（共編，中山書店，2000年）他

●執筆者一覧————

ジュディス・L・ハーマン（Judith L. Herman）
ハーバード大学メディカル・スクール（医科大学院）精神科教授（現 非常勤）

岡崎純弥（おかざき・じゅんや）
御器所こころのクリニック院長

亀岡智美（かめおか・さとみ）
兵庫県こころのケアセンター副センター長兼研究部長

八木淳子（やぎ・じゅんこ）
岩手医科大学医学部神経精神科学講座准教授／
岩手医科大学附属病院児童精神科診療科部長

堀越　勝（ほりこし・まさる）
国立精神・神経医療研究センター認知行動療法センター特命部長

森　茂起（もり・しげゆき）
甲南大学文学部教授

市井雅哉（いちい・まさや）
兵庫教育大学発達心理臨床研究センター・トラウマ回復支援研究分野教授

齋藤　梓（さいとう・あずさ）
目白大学心理学部心理カウンセリング学科専任講師

複雑性PTSDの臨床実践ガイド
トラウマ焦点化治療の活用と工夫

2021年11月10日　第1版第1刷発行

編　者——飛鳥井　望
発行所——株式会社　日本評論社
　　　　　〒170-8474　東京都豊島区南大塚3-12- 4
　　　　　電話 03-3987-8621（販売）-8598（編集）　振替 00100-3-16
印刷所——港北出版印刷株式会社
製本所——井上製本所
装　幀——図工ファイブ

検印省略　© 2021 Asukai N
ISBN978-4-535-98503-2　Printed in Japan

複雑性トラウマ・愛着・解離がわかる本

アナベル・ゴンザレス[著]

大河原美以[監訳]

援助者と当事者が協働して回復を目指すためのテキスト

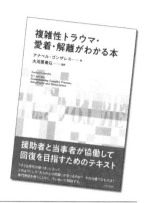

「子ども時代の傷つき」によって、
どのようにして「大人の心の問題」が生じるのか？
その治療プロセスは？
専門用語を使うことなく、ていねいに解説する。

■A5判 ■定価**2,640**円(税込)

メンタライゼーションを学ぼう
愛着外傷をのりこえるための臨床アプローチ

池田暁史[著]

いちばんわかりやすい入門テキスト

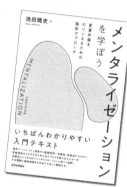

境界パーソナリティ障害から解離性同一性障害、
複雑性PTSDまで、愛着関係のつまずきのために
生きづらさを抱える人たちへの治療法としての
MBT(メンタライゼーションに基づく治療)、
その理論と臨床実践をきわめてやさしく解説する。

■A5判 ■定価**2,420**円(税込)

日本評論社
https://www.nippyo.co.jp/